日本の癩〈らい〉対策の誤りと「名誉回復」

今、改めてハンセン病対策を考える

世界人権問題叢書 100

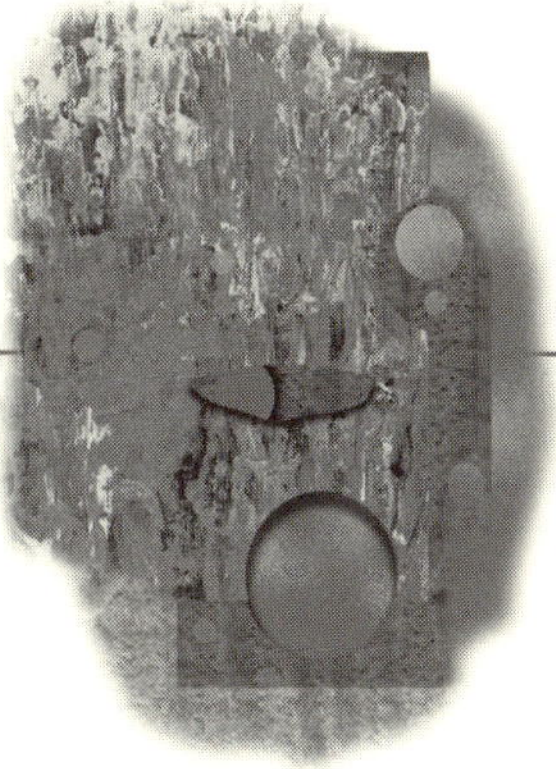

成田 稔 著

明石書店

まえがき

二〇〇九年に拙著『『日本の癩（らい）対策から何を学ぶか　新たなハンセン病対策に向けて』[1]を刊行した。同著では主に、日本の癩（らい）対策の基本である絶対隔離について、その施策の苛酷な条件と不当性とを医学的な誤りとするに止まり、あとは「らい予防法違憲国家賠償裁判」の国側敗訴までを主に取上げ、それに癩（らい）関係の国際会議における主要決議を併記、国際的動向からの日本の乖離を示した。

問題は、E・H・カーが〈歴史とは、現在と過去との対話である〉と繰り返し強調しているとし[2]、これを訳者清水幾太郎が〈一方、過去は、過去のゆえに問題となるのではなく、私たちが生きる現在にとっての意味のゆえに問題になるのであり、他方、現在というものの意味は、孤立した現在においてではなく、過去との関係を通して明らかにし、その意味を変じて行く。われわれの周囲では、誰も

1　成田稔『日本の癩（らい）対策から何を学ぶか　新たなハンセン病対策に向けて』明石書店、二〇〇九年。

2　E・H・カー（清水幾太郎訳）『歴史とは何か』岩波新書、一九六二年。

彼も、現代の新しさを語っている。（引用者中略）しかし、遺憾ながら、現代の新しさを雄弁に説く人々の、過去を見る眼が新しくなっていることは極めて稀である。過去を見る眼が新しくならない限り、現代の新しさは本当に摑《つか》めないでであろう〉[3]と、カーの歴史観を体得できるかのように述べている。

それにもかかわらず実際にはこの教訓を生かせず、過去の事実はすべて誤りでもあるかのような先入観にとらわれ、過去から現在への道すじでの矯める言葉すら見過していた。

その悔いを、多磨全生園入所者自治会機関誌『多磨』などに寄せてきたが、そこから拾い出したものをまとめて、小著の出版を思い立った。

3 同註2。「歴史的事実と歴史家」三八頁。

目次◉日本の癩（らい）対策の誤りと「名誉回復」
——今、改めてハンセン病対策を考える

はじめに

二〇一〇年のいつだったか、国立ハンセン病資料館の学芸員の一人から、『なぜ怒らないのか』[1]という一冊の著書を手渡された。挟んであった栞《しおり》ひもを持ち上げてみると、見出しに「ハンセン病――空虚な検証」[2]とあった。手短な評論だが、中に〈よくここまで書いたもの（引用者中略、以下同じ）どうしようもない虚しさ〉〈医系学部等における人権教育の充実（中略）空虚な言葉〉〈断片化されたやさしさや反省（中略）虚しさを伝える〉と、『ハンセン病問題に関する検証会議最終報告書』[3]の読後感が述べられていた。

実は、『なぜ怒らないのか』の刊行年（二〇〇五年）より四年遅れて（二〇〇九年）、私は『日本の癩（らい）対策から何を学ぶか　新たなハンセン病対策に向けて』[4]と題した小著をものしていたが、『なぜ怒らないのか』にいう〈空虚〉の一言は、小著の「何を学ぶか」の要領を得ない「何を」にも向けられていると痛切に感じた。つまりこの「何を」の「何」はカーのいう〈歴史とは現在と過去との対話〉と知りながら、「何」を導く「対話」をなおざりにしていたからである。

日本の癩（らい）対策史については、すでに『増補　日本らい史』[5]、

1　野田正彰『なぜ怒らないのか』みすず書房、二〇〇五年。
2　同註1。「ハンセン病――空虚な検証」一八三頁。
3　ハンセン病問題に関する検証会議編『ハンセン病問題に関する検証会議最終報告書』二〇〇五年。
4　成田稔『日本の癩（らい）対策から何を学ぶか　新たなハンセン病対策に向けて』明石書店、二〇〇九年。
5　山本俊一『増補　日本らい史』東京大学出版会、一九九七年。

『いのちの近代史』[6]などの大著があるが、私はそれらに国際癩（らい）会議の動向や、プロミン導入以後のらい対策の推移[7]その他を、少し補足したいと考えていた。

たまたま私は一九五五年から九三年までを多磨全生園に勤務しており、当時の入園患者から直接耳にしたことも加えて、より充実したものにしたいと勝手に自負するところもあった。それがさきの〈空虚〉という言葉を目にして、私の勝手な思い込みが一挙に崩れてしまった。実際は根底にらい患者への軽視があるにもかかわらず、自身の〈医療技術の拙《つたな》さを知りながら、らいは「どうせ……だから」という転嫁ともとれる思いが、無意識的にせよなかったかと聞かれると、即座に否定できるだけの自信が、実は私にはない〉[8]と臆面《おくめん》もなく書くようでは崩れて当然である。〈どうせ……だから〉とは、ここ（らい療養所）でしか生きようのない身という突き放した思いだが、そこには隔離されて生涯を束縛された人への思いやりなどなく、これでは人権意識どころか人間性そのものが疑われよう。

底の見えすいた反省はともかく、隔離を唯一最善の方策とし、化学療法の導入（一九四七年）以後もそれを改めず、強制は緩めたも

6　藤野豊『いのちの近代史』かもがわ出版、二〇〇一年。

7　同註4。「化学療法のはじまり」二六八頁から「「らい予防法」廃止に至る経緯」四〇六頁、をもって化学療法導入後のらい対策の歴史をまとめるつもりでいたが、「不治の癩」から「可治のらい」への画期的な転換を、現実には「不治の癩」であるが故の隔離、つまり療養所中心主義を無為に踏襲したために、推移ではなく停滞に止まっていたというのが当たっている。言葉の綾《あや》のよう

のの隔離状態を継続した誤りの根源を、本当のところは考えようともしなかった。何とも愚かしいが、それを教えてくれたのが実は小学生のレポートだった。当ハンセン病資料館の語り部の一人は、主として小学校三、四年生あたりの児童に向けて、堅苦しい人権教育というほどのことではなく、かつてらい療養所に隔離された絶望的な体験から、それでも何とか生きる希望は持てるものと、まるで子どもをあやすかのように話す。レポートはそれを聞いた児童の思いだが、〈人をこんな目にあわせてはいけない〉〈自分のしたいことをがんばろう〉といった文章である。その意味するところの思いに、多磨全生園での〈昭和一〇年前後に低学年であった子供たち、無邪気に上の命令に従順だった少年たちはほとんどみな、青年期にさえ入らずに死んでしまった〉[9]。昔話を重ねてみる。これらの癩を病む子どもたちのほとんどは青年期以前に死亡しており、どれほど家族を思い焦がれようと隔離はあまりにも厳しく、飛び立つ夢などまったく持てないようでは、重ねをどうずらしてみても語り合う言葉がない。

　それはさておいてこの語り部の話を聞く児童たちが、ハンセン病

なものである。

8　同註4。「〈光田イズム〉再考」五〇一頁。

9　「少年少女たちの世界」多磨全生園患者自治会編『俱会一処　患者が綴る全生園の七十年』一光社、一九七九年、一一〇頁。

について何ほどの知識を持つかはともかく、その目に映っているのは病む姿ではなしに、人そのものに違いない。「病人も人格体」という、医者にとって最も大切な、否、最もなおざりにしがちな認識が、幼い児童らの文章の中にあったのを知って内心愕然とした。それは、癩（らい）は病気、患者は人という当然に目をつぶってきたのが、日本の癩（らい）対策の根源的な誤りと知りながら、これを表面的にしかとらえていない前掲の小著を前に、〈空虚〉の一言でたじろぐ私だからであり、そのあたりを自分なりに意識しながら、必要な補足や訂正をできるかぎり加筆してみたい。

【お断り】

一．ここでは、化学療法導入（一九四七年）以前は癩、以後「らい予防法の廃止に関する法律」の制定（一九九六年）までをらい、以後はハンセン病を用いる。三者とも疾患として医学的には同意だが、予後と病観、医療的対応などはそれぞれに異なるからである。

二．病型については、マドリッド分類「二型二群、未定型群（I）、類結核型（T）、境界群（B）、らい腫型（L）」以前の斑紋型、神経型、結節型などを主に用いる。現在は、リドレー・ジョブリングかWTOの分類が用いられる（表1）。もっとも一般の著書がこうした病型に拘《こだわ》っていることはまずなく、どの程度理解されているのかよくわからないが、『広辞苑』（第六版）の「ハンセン病」には〈（癩菌の発見者、ノルウェーのハンセンG. A. Hansen 1841～1912に因む）癩菌によって起こる慢性の感染症。

癩腫型と類結核型の二病型がある。癩腫型は結節癩ともいい、顔面や四肢に褐色の結節（癩腫）を生じ、眉毛が抜けて頭毛も少なくなり、結節が崩れて特異な顔貌を呈する。皮膚のほか粘膜・神経をもおかす。類結核型は斑紋癩・神経癩ともいい、皮膚に赤色斑を生じ知覚麻痺を伴う。癩病。レプラ〉とあり、この程度で一般的なハンセン病関連図書は十分解読できると思われる。

三．「ハンセン病など自分は病みっこない」と考えても現在では誤っていない。ただこの常識に仮定（もしかしたら——ということ、たとえあり得ないとしても）を添えな

表1　ハンセン病の病型分類

<table>
<tr><td>WHO</td><td colspan="3">PB（少菌型）</td><td colspan="3">MB（多菌型）</td></tr>
<tr><td rowspan="2">Ridley-Jopling</td><td rowspan="2">I</td><td rowspan="2">TT</td><td colspan="3">B</td><td rowspan="2">LL</td></tr>
<tr><td>BT</td><td>BB</td><td>BL</td></tr>
<tr><td>マドリッド</td><td>I</td><td>T</td><td colspan="3">B</td><td>L</td></tr>
<tr><td>マドリッド分類以前の日本（～ 1953）</td><td colspan="2">斑紋型</td><td colspan="3">神経型</td><td>結節型</td></tr>
</table>

いと、とかく「よそ事」になりがちである。そこで「癩、らい、ハンセン病患者」の「癩、らい、ハンセン病」は「病名」、「患者は人」、「人は人（人以外の何ものでもない意）」、「自分も同じ人」として、「倫理（人としての道）」と「共感（思いやり）」が「人権の擁護」につながると考えた。故にここでは単に「人権」という言葉には、あまり拘《こだわ》らないようにした。

一　日本における癩の流行と消長

日本において癩の流行と目されるのは、おそらく七世紀から八世紀初頭にかけてのあたりで、七〇一年施行の「大宝令」、それとほぼ同文とされる七五七年施行の「養老令」の注釈書『令義解』および『令集解』には、悪疾の項の癩を〈亦能注二染於傍人一〉とあって流行最盛期での伝染性を認めている。[1,2] このときの癩の病状は、六三〇年の遣隋使によってもたらされただろう『諸病源候論』（六一〇年成立）[3] に準拠したらしいが、そこには癩の伝染性についての認識はない。それはともかく、紀元前一八世紀から一三世紀ころのヒンズー教の聖典ヴェーダには癩（クスタ）の病状が驚くほど正確に述べられており、紀元前一〇世紀ころのアッシリア、バビロニアの楔形文字による文書や古代エジプトのパピルスの文書にも同様に記述があるというが、[4] いずれも伝染するとは考えられていない。

日本の癩の流行に戻るが、〈弥生時代初期から奈良時代までの千年間に一五〇万人程度の渡来があり、大きな地方差はあるものの、奈良時代初期の人口は血統からみて、北アジア渡来系が八割あるいはそれ以上、もっと古い時代に日本列島にやってきて土着化していた縄文系（原日本人）が二割またはそれ以下の比率で混血した可能

1 「戸令第八」黒板勝美国史大系編集会『令義解』吉川弘文館、一九六八年、九一頁。

2 「令集解巻第九戸令一」黒板勝美国史大系編集会『令集解第二』吉川弘文館、一九七四年、二五九頁。

3 巣元方「第二巻五十八諸癩候」（南京中医学院校釈牟田光一郎訳）『校釈諸病源候論』緑書房、一九八九年、三六頁。「同五十九鳥癩候」四〇頁。「同白癩の証候」四一頁。「第三十七巻十二癩候」七一〇頁。「諸病源候論養生導引第二巻諸癩候」九六九頁。

性が高いという[5]。これらの北アジア渡来系の多くは朝鮮半島を経由して、北九州、山陰、山陽、四国へと主に移動しただろうが、これらの渡来人の中に、癩患者が混在していた可能性は十分予想できる。

実際に、『論語』[6]の中の孔子と伯牛（癩を病んでいた）との話はよく知られており、これは紀元前五、六世紀のことだから、紀元前すでに黄海を渡航して、朝鮮半島南部に移住した人々の中に癩患者がいて不思議はない。そのために規模のほどはともかく処々に癩の流行状態を招来し、『三国遺事』（三世紀末成立）の記述からすると、多少とも伝染性を認めており、そこから癩を忌み嫌うこと甚だしく、患者の孤島への放逐、断崖を落下させる墜死、海中放棄による溺死などの残酷な処置も行われたらしい[7]。

このように惨酷なもとでは、逃避を目的に日本に渡来した癩患者もいたはずだが、故郷での迫害の再現をひたすら恐れながら隠れ住んでいただろうし、そのまわりは家族か、もしくは患家を含む集落民にほぼ限られ、集落間の交流は至って少なかったとすると、患者の居住する集落内での癩の盛衰はあったにせよ[8]、地方病的な存在

4　ウィリー・ハンセン、ジャン・フレネ（渡辺格訳）「昔から知られている典型的症状」『細菌と人類終わりなき攻防の歴史』中央公論社、二〇〇〇年、二四六頁。

5　鬼頭宏「渡来人」『人口から読む日本の歴史』（講談社学術文庫）講談社、二〇〇一年、七〇頁。

6　犀川一夫「論語」『中国の古文書に見られるハンセン病』沖縄ハンセン病予防協会、一九九八年、八頁。

7　三木栄「第一項癩病Lepra」『朝鮮医学史及疾病史』思文閣、一九

だったかと思われる。それがなぜ七世紀後半の殊に末あたりに、畿内地方でかなりの規模の流行を招いたかについては、『熱帯癩（ナウル島癩疫病史）』[9]の記述は示唆に富んでいる。

ナウル島は南海の孤島で、島民二五〇〇名はナウル人と出稼ぎの中国人とが半々。一九一二年以前にカロリン人の女性癩患者が来島し、暫時にして離島したが、その間にナウル人男性と親しくなり、この男性は癩を発症したあとも親類や友人と変わらず交わっていたから、一九二〇年には男性三人、女性一人が癩を病み、このときはいずれも成人間の伝染発症だった。その年の一〇月に猛烈なインフルエンザ（いわゆるスペイン風邪）に襲われ、罹病率一〇〇％、死亡率は三〇％にもおよび、前掲の癩患者も男性一人を残して三人が死亡した。いずれにしても当時の島民の衰弱は著しく、その状態で僅か四年のうちに島民の三分の一が癩の症状を呈するに至った。癩を発症したものの四十数％は一五歳以下の幼少児であり、九〇％が斑紋、神経型だったとある。これとの関連性はともかく、WHOの報告（一九六〇年）によると、〈T型（類結核型、斑紋神経型）が全癩患者数の九〇％を占めている癩の濃厚地で、長期間依然として癩の

九一年、一一一頁。

8　太田正雄・浅海修蔵・土田哲太郎「宮城県下における癩の疫学的調査」『レプラ四』一九三三年、三五五頁。（本文では、癩部落の消長について引用したが、弥生時代と近代とでは生活水準からして症状経過に大差があったろう。そこは承知で消長の模式を参考にしてみた）。

9　林文雄「熱帯癩（ナウル島癩疫病史）」『臨床医学二八』一九四〇年、一三九五頁。

高い罹患率を引続き維持しているような地域がある〉[10]という。

『令義解』または『令集解』によると、癩の伝染性を認めているが、それは限られた地域（畿内）において急激に類似の病状を呈する患者の多発による印象だろう。ただナウル島の癩の史実は、先行したインフルエンザによる体力の消耗が爆発的な癩の流行に関連したのは確かにしても、日本の七世紀末にも同じような災害があったかどうかよくわからないが、[11]畿内を中心に六七七年の旱魃、[12]六八四年の南海地震、[13]六九一年の水害[14]などは地域の人々にとって何らかのストレスになっていたかもしれない。どちらにしても、奈良時代（七一〇～八四年）の推定人口は四六万人ほどとされるから、[15]少なくとも二、三〇〇〇に近い患者がいたとして、多くが斑紋、神経型で、この状態が一世紀ほど継続したと考えられる。そこを解説した記録はもちろんないが、八一〇～八二四年の弘仁年間における朝野の異聞を主に因果応報に基づく仏教説話としてまとめた僧景戒の『日本霊異記』[16]には、癩（白癩）を患う人について「法花経品を読む人を呰《あざけ》りて、現に喎斜《ゆが》ミテ悪報を得る縁　第十九」（上巻）、「法花経を読む僧を呰りて、現に喎斜みて、悪死の報を得る縁　第十八」（中巻）、「法

10　犀川一夫「WHOの癩対策 第二報 癩の疫学」『レプラ四二』一九七三年、一一七頁。

11　富士川游「年表」『日本疫病史』平凡社、一九六九年、一一頁。

12　西村真琴・吉川二郎編「諸道勘文」『日本凶荒史考』丸善、一九八三年、三頁。

13　島陽一郎「王朝貴族時代までの飢饉」『飢饉日本史』雄山閣、一九七六年、四頁。

14　権藤成卿「年表」『日本震災凶饉攷』文芸春秋、一九三二年、一一頁。

15　同註5。「表1日本列

花経を写し奉る女人の過失《あやまち》を誹《そし》りて、現に喎斜む縁　第二十」（下巻）の三話があり、前二者は山背《やましろ》国（現京都府）、あとの一者は粟《あわ》国（現徳島県）のことだが、いずれも顔面神経麻痺を主徴とする神経型である。これらの説話は、「妙法蓮華経普賢菩薩勧発品第二十八」[17]に拠るのは確かだろうが、その中での白癩の徴は、末梢神経障害を合併した結節型の末期症状である。

『日本霊異記』の著者景戒が、仏罰の軽重に無頓着とは思えないから、より醜悪な結節癩に目を着けてよさそうなのに、神経癩しか取り上げていないのはどうしてだろうか。一つは前述のように癩の流行の最盛期が一世紀を超えても続いていたか、あと一つは、結節癩の喉頭病変が早期にしかも高率に出現すると、喉頭狭窄による窒息死の危険が大きく[18]、発病の早期に死亡していたのかもしれないことである。

八、九世紀の病（癩）の実状に、現代の医学を重ねてみても意味はないかもしれないが、『日本霊異記』に取り上げられた癩がいずれも神経型らしいのは、単に偶然とばかりはいえないようにも思える。つまり結節型を知らなかったか、もしくは実際に見ていないと

島の地域人口・縄文早期〜二一〇〇年」一六〜一七頁。

16 遠藤嘉基・春日和男校注『日本霊異記』（日本古典文学大系70）岩波書店、一九七九年。

17 坂本幸男・岩本裕訳注「妙法蓮華経普賢菩薩勧発品第二十八」『法華経　下』（岩波文庫）岩波書店、二〇〇三年、三六二頁。

18 田尻敢「口腔、咽頭及び喉頭の癩（附食道の癩）」『レプラ五』一九三五年、五三九頁。

19 「移る」という認識は、流行当初は斑紋神経型がほとんどで斑紋が目

もいえるからである。

「うつる」(染注)という認識[19]も一世紀も経ず失せてしまい、親から子に「伝わる」かのように変わったのか、一三世紀後半の『沙石集[20]』には、すでにそのような思いがうかがえる。要するに、癩の発症には、個体の癩菌に対する抵抗力や体力などといった要素が大きくかかわるが、神経型と結節型との分岐や移行については不明なことも多い。しかし癩の流行時には神経型が多数を占め、終焉に向かうに従って、結節型が増加するとはよく知られている。九世紀前半の『日本霊異記』には現れなかった結節型が、一二世紀前半の成立とされる『今昔物語集』にようやく現れる。

『今昔物語集』の「巻第七　震旦絳州僧徹、誦法花経臨終現瑞相語第二十五」には、〈癩病ノ者〉が〈瘡《かさ》皆愈《いえ》タリ〉とある[21]が、これはおそらく尋常性膿瘡を病んでいたものと思われる。それに対して、「巻二十　比叡山ノ僧心懐、依嫉妬感現報語《しっとによりがんぽうをかんずること》　第三十五[22]」は白癩《しらはた》を病み、穢ものとして嫌われた僧侶の話であり、これが結節癩であることは確かだろう。

『今昔物語集』に続いて、一六世紀後半の『山槐記[23]』にも、前述

立ち、それもかなり急性である上に、何よりも潜伏期が短かったことによろう。

20　渡辺綱也校注「拾遺」(六九)『沙石集』(日本古典文学大系85)岩波書店、一九八〇年、四九九頁。

21　小峯和明校注「震旦絳州僧徹、誦法花経臨終現瑞相語　第二十五」『今昔物語集二』(新日本古典文学大系34)岩波書店、一九九九年、一三四頁。

22　同註21「比叡山ノ僧心懐、依嫉妬感現報語　第三十五」『今昔物語集四』二九〇頁。

の白癩を患う僧心懐が、清水坂下（京）に集まった障碍者（乞食）にも嫌われたように、〈今日文殊会也。肩居群集東寺、乞食群集西寺〉と、癩患者らの集まりは乞食らのそれとは東西に分かれている。当時この癩患者と名指しされている群れは、結節型が漸増しつつあったとしても、なお神経型が過半数以上を占めていたろう。そしていつか結節型は結節多発、潰瘍化、瘢痕形成と醜悪であり、癩即結節癩のように人々は印象づけられていったかとも思うが、末梢神経障碍は末期的には両型とも同じだから、そのあたりで癩と一括して認識されていたのではないか。それでもやはり誰しもが、癩といえば結節癩のイメージを浮かべただろう。

　こうして癩は醜い、汚らわしい、恐ろしいといった感情が定着しそれがよく知られている僧、重源の起請文（一一八七年）にあるように、〈於有我背誓願輩者、（引用者中略以下同じ）現世白癩黒癩等無数授悪病、（中略）当ニハ無間阿毘獄之墮極暗（以下略）[24]〉癩と地獄とを対比している。地獄も六世紀の仏教伝来とともに知られたろうが、それを一般大衆に普《あまね》く伝えたのが『往生要集』[25]（九八五年）であり、これで癩の罹患はまさしく「この世（現世）の地獄」になった。

23　金井清光「癩と「かたゐ」」『中世の癩者と差別』岩田書院、二〇〇三年、二四頁。

24　原田伴彦代表編集『編年差別資料集成第三巻　中世』三一書房、一九八五年、一七四頁。

25　石田瑞麿『往生要集』

それに加えて起請文は、その作成に当たって〈参加者の前で読み上げられることが重要な手続きだった〉から、この〈影響は文字に縁のない底辺の人々にまで及〉び、〈身分や階層や地域を超えて共有され[26]〉ていた。しかしこの誓いを破った罰としての悪疾罹病、殊にその最たるものに癩をあげているのは、すべての人々に忌み嫌われるという意味だろう。しかし、嫌われ、除《の》けられ、逃げてさ迷い、疲れ果てて、行き倒れる人の苦しみを恐れての意味はありそうにない。つまり癩を患うのは「よそ事」であって、誓を守り抜こうというわが身とはかかわりのない病なのであり、たとえ地獄には墜ちても癩なぞに罹りっこない（当時すでに夫婦間のような成人の伝染は少なかったかも？）と思い込んでの起請文といえば、考え過ぎとたしなめられるかもしれないが――。

それはさておき、江戸時代に入って仏教の通俗化とともに起請文も廃れたが、大正年間に至ってなお大錦の横綱免許に当たり、相撲道に精進する旨の起請文が作成され、中に〈今生者受白癩黒癩五重病来生者随在無間地獄[27]〉とあり、この文言に何のためらいもなかったとすると、一九二〇年代に続く中世の偏見の根強さを思わせると

の成立とその後』『日本人と地獄』（講談社学術文庫）講談社、二〇一三年、七四頁。

26　佐藤弘夫「起請文の受容者たち」『起請文の精神史―中世世界の神と仏』（講談社選書メチエ）講談社、二〇〇六年、一九頁。

27　大錦卯一郎起請文（『國技』大正六年四月号）「偉観を極めし大錦

ともに、癩はよそ事であるのを自ら明かしているともいえよう。

ところで、癩は親から子に伝わると言う認識は、『沙石集』にすでにうかがえると前に述べたが、叡尊、忍性らの救癩活動に痛く共感した梶原性全によって、一三一五年に成立した『萬安方』の中では特に癩を独立させ、『三因方』（著者は宋時代（四二七〜四六六年）の医家陳言[28]）を引き、〈然亦有二伝染者一。又非二自致一レ比、則不謹之故、気血相伝、豈宿業縁会之所為也、原二其所因一、皆不内外渉二外所因一而成也[29]〉とやはり親から子に伝わるとしている。もっともこの認識は一般的でもあったらしく、説経浄瑠璃『しんとく丸[30]』には、〈……御身が異例（癩の意）、しんから起こりし異例でなし、人の呪いのことなれば……〉とあり、「しんから」とは親から子への意だろう。

このように病因はどうあろうと、結節癩における結節の多発や潰瘍化、瘢痕形成は醜怪であり人目を引こうから、前述のように癩は結節癩で代表されるようになり、当然ながら〈歴史の中で（癩患者は）一貫して「不浄」の認識にからめとられながら生きてきた[31]〉。「不浄」「不潔」が「穢」になるか否かはともかく、〈父親の茶碗は使いたくないと思う。母親の箸でご飯を食べたくないと思うのは、そし

の横綱免許式」より坪田敦緒／tubota@nifty.com

28　犀川一夫「三因方」『中国の古文書に見られるハンセン病』沖縄県ハンセン病予防協会、一九九八年、一〇二頁。

29　富士川游「疫病」『日本医学史決定版』日新書院、一九四一年、一三二頁。

30　荒木繁・山本吉左右「俊徳丸」『説経節』平凡社、一九七三年、一一五頁。（『しんとく丸』の正本は一六四八年刊）。

31　横井清「差別─序に代えて」『中世民衆の生

てそれを汚いと思ってしまうのは、タブーを犯すことになるからだろう。この時点で、汚いという感覚は、民俗的な「ケガレ」に近づいている〉[32]。この「ケガレ」を感じるのは、基本的に日本人だけである。「ケガレ」は「汚れ」とは違う。目に見えないし、数値でも確定できない。〈『国史大辞典』(吉川弘文館刊)には、ケガレは「宗教的概念」とはっきり書いてある〉[33]。穢れにはまた一つの特性があり、〈古代律令の『延喜式』の穢れのルールを示した「触穢条」の内容とも通じている。要するに、穢れれば相手に伝染するという認識である。『延喜式』の場合は、合火をすると移るという。葬式で、葬家の遺体の安置されているところに行き、履物を脱いで部屋にあがり、そこで食事をすると死穢が移る。しかし、履物を脱がないで門口からそのまま外へ出るならケガレとはならない〉[34]とされる。この九二七年撰進、九六七年施行の『延喜式』と軌を一にして、一七八〇年の『漫遊文草』には、草津温泉を〈この湯、癩を治するに名あり。故に四方より来聚して、殆んどその穢に堪えず、但し飛瀑川の如く暫くもその穢を容れず、人これを以って厭わず。然れどもこの疾いついに癒えず哀れむべきにあらずや、ただ腐爛の者は瀑につ

活文化』東京大学出版会、一九八八年、二九五頁。

32　金田一秀穂「セックスに関する行為」『「汚い」日本語講座』(新潮新書)新潮社、二〇〇八年、一三七頁。

33　井沢元彦「「割り箸」と「湯呑み茶碗」から日本人の特性が透けて見える」『井沢式「日本史入門講座」①和とケガレの巻』徳間書店、二〇〇六年、二八〇頁。

34　宮田登「「ケガレ」の設定」『ケガレの民俗誌―差別の文化的要因』人文書院、一九九六年二〇頁。

いてその穢を洗い、僅かに日を延ぶべきのみ、その深き者は、頓に命の期をはやめ、この故に毎歳のこの土地に客死する者、数十人を下らずと云う〉とある。[35]

『今昔物語集』の僧心懐の癩を病む姿に戻るが、それを〈穢《けが》ナム〉、〈不令寄《よらしめ》ズ〉、〈被慓《にくまれ》〉と卑しめる。終りの〈被慓〉とは、一般的な想念を超えた異形に対する不快感の表現、つまりその故の慓《にく》（音は悪と同じ）しみだろう。[36]「慓」の用法は大体一一世紀から一二世紀にかけてとされ、実際に『今昔物語集』の成立が一二世紀前半となると、「穢」がそこに結びつき、人には予想のつかない、あるいは否応もなく起こる、社会と自然との関係の不均衡の表現ともいえる。[37]

こうして癩を病む人を「人外」のものでもあるかのように見做《みな》し、人と人との交流の場から排除される世情の中で、鎌倉時代、一三三三年から一五〇年ほどの間における、真言律宗の師祖叡尊の弟子忍性、時宗の開祖一遍らと癩患者との密なかかわりは周知である。[38]殊に一遍と聞けば、遊行、踊り念仏、札くばり（賦算）などがすぐ思い浮かぶ。さらに、念仏を唱えることも、他念を捨てて信ずること

35　栗生楽泉園患者自治会編「はじめに　草津温泉とらい」『風雪の紋　栗生楽泉園患者五十年史』栗生楽泉園患者自治会、一九八二年、二頁。

36　諸橋轍次『大漢和辞典巻四』修訂第二版。

37　網野善彦「「悪」について」『日本中世に何が起きたか　都市宗教と「資本主義」』（講談社MC選書）二〇〇六年、一五二頁。「穢れについて」一五五頁。

38　松尾剛次「新仏教と都市鎌倉」『中世の都市と非人』法蔵館、一九九八年、七七頁。

も、すべてが不可欠の条件ではなく、いかに穢れていようと、賎しかろうと、貧しかろうと、そして障り（障碍）があろうと女だろうと、すべての人はひとしく救われることに徹していた。[39] 癩患者を人は人として、平等視したのは忍性も一遍も同じだったにちがいない。

二〇一三年の国立ハンセン病資料館の企画展示に、清浄光寺（遊行寺）所蔵の『一遍上人縁起絵』（現存せず、複本）（図1-1）が供覧されていた。[40] その中に尾張甚目寺における施行が描かれており、そこには三つの人の集まりの輪ができている。向かって右は、坐ったり、しゃがんだり、膝を抱えたりした数人を除いては、立ち姿の僧侶たち、真ん中は座り込む一人の女性のほかは胡坐《あぐら》をかいたり、坐ったり、しゃがんだり、腰を下ろしたりする非人たち、左側は坐った二人の女性を含め、胡坐をかいたり腰を下ろしたり、しゃがんだりの男性二〇人以上の癩患者たちが集まる。なお、真ん中の車座の外に、数人の子どもと両足が不自由で両手に下駄をつかんで這う男がいる。

癩患者たちがつくる車座は総員二十数人、一見してそれとよく知れる。眉毛脱落、頭部禿髪、兎眼（団栗眼《どんぐりまなこ》に画かれている）、鼻中隔欠損による鞍鼻（外鼻孔が上向き?）、手指屈曲、切断、癩腫、癩腫

39　河野勝行「一遍の平等思想」『障害者の中世』文理閣、一九八七年、七五頁。

40　「一遍上人縁起絵第三巻尾張甚目寺」国立ハンセン病資料館学芸部『一遍聖絵・極楽寺絵図にみるハンセン病患者―中世前期の患者への眼差しと処遇』国立ハンセン病資料館、二〇一四年、二〇～二一頁、見開き。

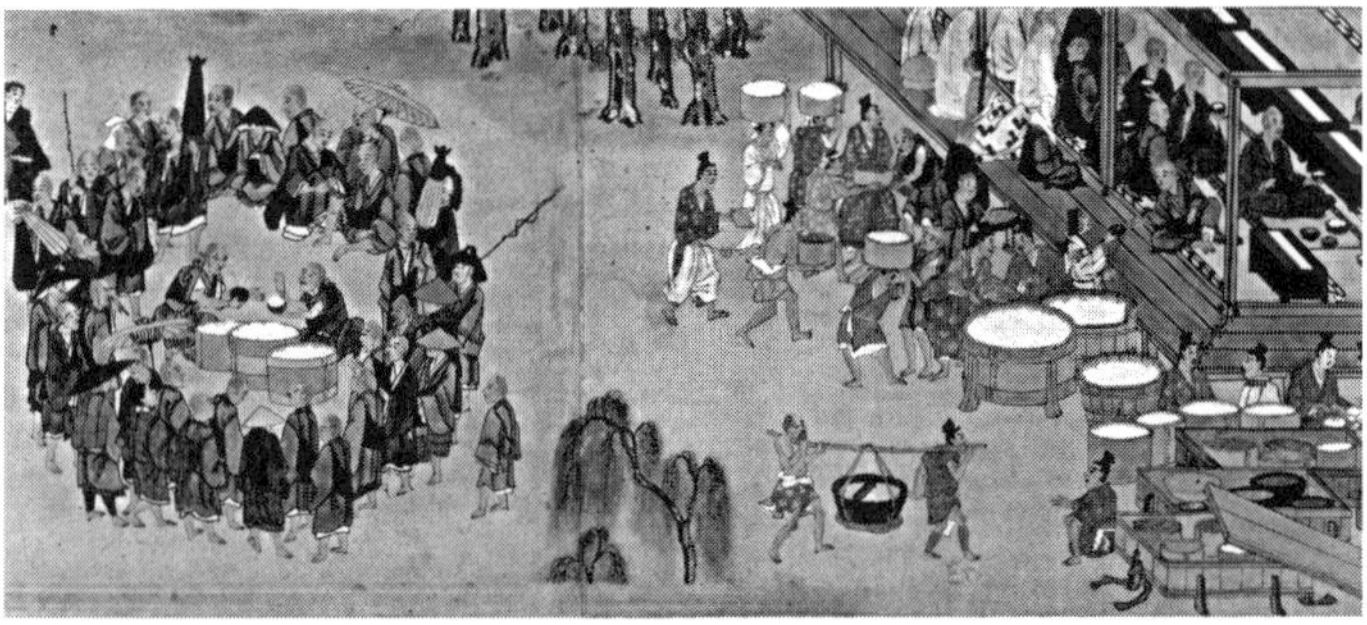

性浸潤、潰瘍などと細かい。もっとも結節型か神経型かを判断するのは難しいが、半々かないしは神経型がやや多いように思える。もしそうなら、一二世紀中ごろから同末にかけて、結節型の増加が著しく、すでに癩は減衰期に入っていたといえるかもしれない。

これらの僧侶、非人、癩患者らは、いずれも皆素足らしいが、癩患者らの集まる車座と、隣の非人らの集まりの車座との間に、白装束に六尺棒を抱えた宿の長吏かと思われる二人の男が立っており、その一人は手下らしく六尺棒を子どもにつかまれて戯れているような趣で、頭《かしら》らしい男は草履を、手下らしいほうは下駄を

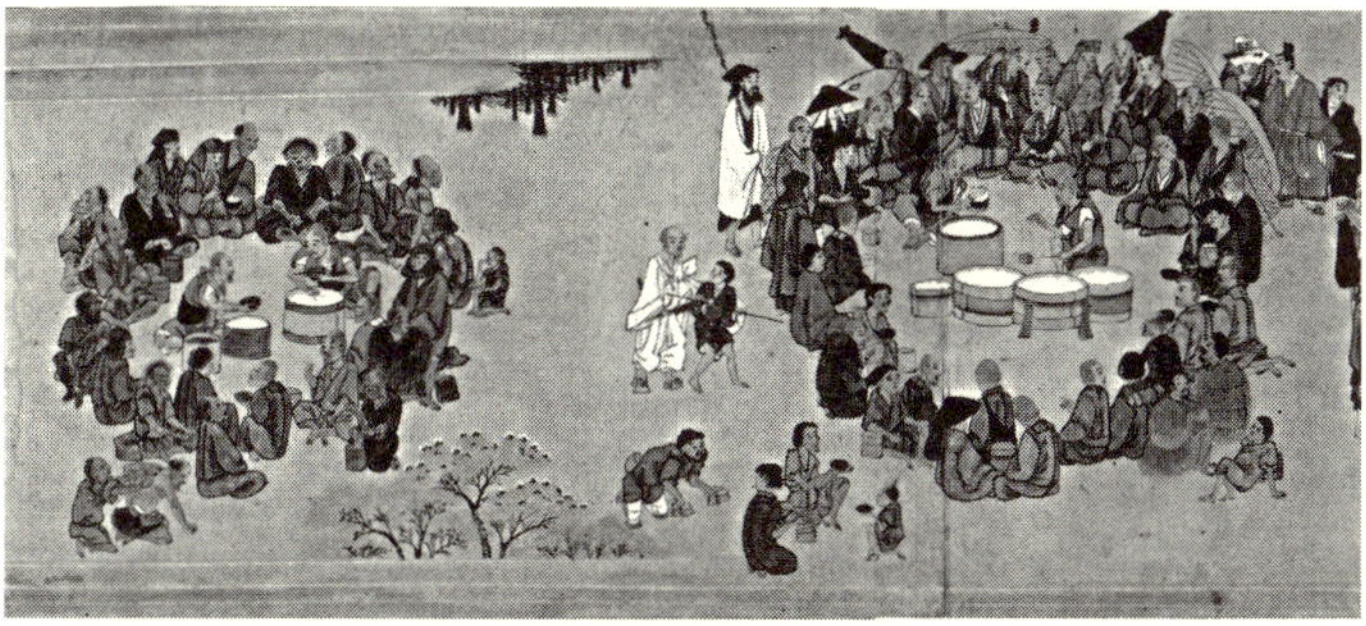

図1-1『一遍上人縁起絵』尾張甚目寺参詣　清浄光寺（遊行寺）蔵

履く。また頭らしいのは青い頭巾をかぶっているが、似たような頭巾は、癩患者の中に一人、非人の中にも一人がかぶる。なお、非人の中にただ一人立っているのがいるが、素足である。

変だといえば変に見えるが、長吏とその手下らしい二人とも、頭のほうは非人らの輪すれすれに、手下らしいのは四尺以上も離れて立つものの、どちらも顔は非人らのほうに向けていて、癩患者のほうには見向きもしない感じにとれる[41]。

さらによくわからないのは、向かって右の僧侶らの立ち姿の輪と左隣りで真ん中の非人らの車座との間は、せいぜい二、三尺ほどに見える

41　黒田日出男「宿の長吏たちの画像」『境界の中世　象徴の中世』東京大学出版会、一九八六年、一四四頁を参考のこと。

のに、この真ん中の車座と左端の癩患者らの車座との間は、一間半以上も離れているらしく思えることである。また、これら三つの集まりの中央の飯櫃やその大きさ、数などは、多分予想される人数の割になっているのだろうが、癩患者らの車座の中にあるひつの緑色の中身は何だろうか。

それにしても、真ん中の非人らの車座と癩患者らのそれとの、あまりにもはっきりした隔たりは何としてか、離れるという「厭《いや》さ」の何かがあるのだろうか。まず〈「鮮やかな」イメージを持ってもらって、それが、視、聴、皮膚、運動、味、嗅、内臓の七つの感覚系統のうち、どの感覚が優位になっているかを調べたところ、八七名の被験者の九〇％は視覚イメージが優位で、五％が聴覚、残りの五％では運動イメージが優位であった。（中略）視覚が優位である人の七六％では聴覚が第二位になっており、二四％の人で運動感覚が第二位であった。聴覚イメージが第一位であった人はみな視覚が第二位であった。運動感覚が第一位である五人のうち、三人が視覚、二人が聴覚を第二位としていた。（中略）なお、鮮やかなイメージであるほど、他の感覚系統のイメージをともなっているので、純粋の視覚型とか、純粋の聴覚型とかいえるような人はいない〉[42]にしても、純粋か否かではなく、これらの感覚の、ヒエラルヒーというか、またはランキングといったような尺度で考えると、〈視覚、聴覚、味覚、触覚になり、視覚、聴覚は精神的な感覚で、味覚、触覚は野蛮で動物的な感覚になる。その中にあって嗅覚は中間的で曖昧な位置づけになっている〉[43]。確かに匂いは、それを嗅いだときの思いで表現されることが多く、具体性が乏しい上に、自らの再現もむつかしい。私のらい患者との接触は、化学療法導入以後の一九五六年あたりからで、一般病院での診療に比べて、匂いに関する限り別にどうこういうこともなかった。ただ一度だけだが、その患者の前に立ったとき、何ともいえない悪臭に「立ち竦《すく》む」ような思いに駆られたことがあった。記憶の中の流注膿瘍や上顎癌術後の包帯交換より強く?息を詰めて治療を済ませ早々に離れたが、あとで耳鼻科の医師から、「鼻腔粘膜のらい腫病変による鼻汁からでは?」と聞かされた。たまたまある患者自身の記述に、〈癩を病む居宅の〉兄は十日に一度位行水をした。裏庭に板や筵に囲つた小屋の様な中で、母と姉が人目を憚《はばか》りながら、兄を盥に入れて洗つてやるのを折々見かけ

42　藤岡喜愛「感覚とイメージ」『イメージ―その全体像を考える』（NHKブックス）日本放送出版協会、一九八三年、七九頁。
43　鈴木隆「身体論と感覚論」『匂いの身体論―体臭と無臭志向』八坂書店、一九九八年、一五八頁。

た。兄の身体《からだ》は異様な臭気がし、体にはいつも虱がわいていた。うつかり姉や他《ほか》の兄達が、家の中が臭くてやりきれないなど〻愚痴をこぼそうものなら、兄はすさまじい見幕で怒鳴り散らした。そんな時、母は泣いて兄にあやまるのであつた〉。またこうも書く。〈（引用者註　告解は）神父様に御迷惑ではないかしら。だが限りなき愛でいらせられる天主様の前に在つては、癩者も乞食もない。みな一様に愛子《まなご》である。天主様は肉体から発する悪臭よりも魂の悪臭を最も忌み嫌はれる……[44]〉。

ここで『一遍上人縁起絵』の中の僧侶、非人、癩患者らそれぞれの集まりの三つの人の輪について、特に癩患者らのつくる車座が、隣の非人らのそれと殊更離されている疑問に戻る。尾張甚目寺の施行、つまりは食事の場にあって、癩患者の集まる車座と隣のそれとの離れが大きいのは、食べ物がまずくなる感じを遠ざけているともいえる。この場合に、結節の多発や潰瘍化などの醜悪な視覚的イメージも、食事時には好ましくないにちがいないが、それは目を逸《そ》らせば済むだけのことである。しかし強烈な悪臭となると、息を詰めるか離れるかしかなく、それであれば、癩患者の集まりの車座か

44　東條耿一「癩者の父」『いのちの—歌東條耿一作品集』新教出版社、二〇〇九年、一三五頁。「子羊日記　癩者の療養生活より」一五二頁。

ら非人らの集まりの車座が、一間半あまりも離れていて当然といえる。もちろん癩患者同士であれば、醜状や異臭などの感覚的イメージにも慣れがあって当然だろう。

『一遍上人縁起絵』はこれで措《お》くとして、当時すでに癩は減衰期に入ったように思えるが、前述のように、中世になるとおそらく結節癩が漸次増加しはじめ、減衰期に向けての疫学的徴候は明らかだったはずである。言い換えると、僅かなりとも全体の患者数は減じつつあったにせよ、結節癩の増加によって却って癩患者の存在が目立ってきたのではないか。それは、晋の豫譲の〈又た身に漆《ま》して厲《れい》の為《まね》し、炭を呑みて唖と為《な》り〉の故事[45]に倣った、『源平盛衰記』（一四世紀頃の成立）の西條坊信教[46]、『南総里見八犬伝』（一八一四～四二年刊）の金碗八郎孝吉ら[47]についての記述から推しても、多くの人々が結節癩患者を日常的に見ていたにちがいない。

このような皮膚病変からの癩菌排出の多い結節癩患者の増加に伴い、接触頻度の高い家族内伝染も目立って当然であり、気血相伝のような説も一般には容易に受け入れられたろう。それとともに、〈一五世紀のはじめにかけて、地域差、階層差を含みながらも、家

45　田中謙二・一海和義「刺客列伝」『史記（上）春秋戦国篇』（朝日選書）朝日新聞社、一九九六年、三四七頁。

46　国民文庫刊行会編「屋島巻二十九」『源平盛衰記』同刊行会、一九一一年、六九四頁。

族の形態は全体として変化した。奉公人が自立して自らの家族を形成する可能性が広がり、農家経営の単位として直系家族が支配的になってゆく。傍系親族や奉公人が独立し、世帯規模も全体として縮小してゆくことによって、また子どもに家を継承する必要が自明になる中で、親子関係は緊密化していった。近世社会では、民衆の間においても親子の深い関わり、感情の絆が形成され始めていた〉[48]。このように親子のつながりを重く見る「家」は、さらに江戸社会にも引き継がれ、そこを江戸時代前期に普及した、いわば時代語である「血筋」によっても意味づけられた。〈現代日本語にも生きている血筋関連の語彙のうち、「血縁」のように普及の遅れた新参の言葉が少なくとももうひとつあった。それは「血の汚れ」とか「汚れた血」などと口にされる表現のことである〉[49]。そしてこの「汚れた血」に、癩の業病観、応報観、不浄観といった観念はおそらく理屈抜きに結び付いたにちがいない。

　癩患者は「汚れた血」の主であり「不名誉な病気」のそれでもあったから、患者は「家《イエ》」から棄てられ世間からも共存を拒まれた。ただここで注意されるのは、『萬安方』にいう「気血相伝」とも限らず、

47　三浦理編「第四回小湊に義実義を聚む笆内に孝吉讐を逐ふ」『南総里見八犬伝』（有朋堂文庫）有朋堂、一九一四年、四八頁。

48　太田素子「近世の村と「家」の誕生」『近世の「家」と家族子育てをめぐる社会』角川書店、二〇一一年、二〇頁。

「家《イエ》」については、福武直「〝家〟制度の功罪」『日本社会の構造』東京大学出版会、一九八二年、二四頁。「日本人の社会的性格」三九頁、「家族制度の解体と残存」一一六頁など

癩のある漠然とした遺伝まがいの認識の一般化である。しかし実際は患者その人ひとりが棄てられ、患者の「身内」や「家《イエ》」のすべてを癩で括るようなことはなかったのではないか。それが第一回国際癩会議（一八九七年）のあとになって、伝染病つまり〝移る〟ということから、身内の一人が癩患者だと身内全体が癩でもあるかのような認識が、広く行き渡ってしまったようにも考えられる。[50]

　これまたはっきりとはわからないが、患者を庇ってか、あるいは家計の中心にあるかして別れられない家族には、周り（世間）の目が厳しかっただろう。こうした目に見えない冷酷さに押された家族が住み慣れた村を捨て、どこか離れて農地を求めて移ったのが「癩部落」だった。農家とは違って商家ともなると、醜悪な患者の存在は目障りで商売にも差し支えるから、結局は家族と縁を切って非人宿に身を寄せ長吏の支配下に入る。漁家は病状はどうあろうと洋上の一人仕事だから、病状はかなり進んでも在宅するものが多かったろう[51]。

　癩部落については、一九二〇年当時の記録（各道府県の地方長官からの回答の集計）がある。それによると、癩部落の総数は全国一

を参照のこと。

49　西田知己『血筋はそこからはじまった』研成社、二〇〇二年「日本人と血筋」九頁、「汚れたのは何か」二〇九頁。

50　ハンセン病についての「遺伝病」の認識は現にまったく廃れているが、遺伝まがいの血統や血筋（または単にスジ）とかいった思いは根強く残る。福沢諭吉は、「遺伝の能力」（『時事新報』一八八二年三月二五日付け）の中で、肺病、癩病、梅毒、癲狂を遺伝病としており、これを一般はともかく、同業の新聞記者によっ

一六カ所、県別には富山、長野、埼玉、鹿児島、新潟などが二桁台と多い。部落の形態が整ったのは、山形の千数百年、山口の六〇〇年、鳥取の四百数十年、静岡の四〇〇年、山梨・石川の三〇〇年、福岡・香川の古来よりと古い。他村との社会的な交流はあるが、いずれも婚姻は不可という。[52]

　そこに付記されている解説からいくつかを拾う。

〈而《シ》カレトモ婚姻ニ至リテハ近時大《オオイ》ニ注意ヲ払フ為メ中層階級ハ多ク遠隔ノ地ニ之ヲ取結フ傾向アリ下層民ニ在リテハ系統ノ如何ハ意トセサルモノ多キカ如シ〉（新潟県）。

〈周囲健康者ハ可成患者ニ接近スルヲ避ケ親密ナル交際ヲ結ハス縁組等モ系統ヲ知レル者ハ絶対ニナサス〉（岐阜県）。

〈重症患者少ナキヲ以テ日常家業ニ従事シ外出ヲ好マス部落民ノ他交際スルコト少ナク（中略）周囲部落民ハ本病ノ伝染性ナルコトヲ自覚セス系統ヲ顧慮スルノ念薄キカ故ニ社交上異ナルコトナシ〉（富山県）。

〈患者ト健康者トハ格段ノ懸隔ナキ交際ヲナシ居ルモ縁組等ハ厳ニ之カ系統ヲ吟味シ他部落民トノ縁組ハ同系統ノ家ト行ヒツヽアル

て広く伝わったとすると、その幼稚さ故に却って受け入れられたかもしれない。

51　全生病院（一九四一年国立移管、国立療養所多磨全生園）の年表によると一九〇九年から一九四五年までの間に、農家は年間に男一〇〇名から二八二名、女三〇名から一四五名、一方漁家は男五名から一三名、女〇名から二名と大きく違っており、在宅の多少とも関係がない。これからすると栄養、殊に蛋白質摂取量の多少が問題だったと思われる。癩を「農

ノ状態ナリ〉（鳥取県）。

〈他部落民トノ社交関係等異ナルコトナク縁組ハ同部落内親族間ノミニテ行ハル〉（岡山県）。

〈該部落ハ全部同病系統者ニシテ殆ト縁者ナルヲ以テ交際等普通ナレトモ他部落民トハ交際縁組等ハ稀ナリ〉[53]（和歌山県）。

ある一人のハンセン病回復者が語った。〈私がハンセン病になったことで、家族も差別を受けました。妹は、私がいることで何度も結婚を断られました。最終的に結婚することになったときも、相手の家族はハンセン病のことを調べて理解していながら、私と生涯いっさいの関係をもたないことが結婚の条件でした。私は、妹とは四〇年以上連絡をとっていません〉[54]。かつての癩部落の現状報告と本質的に何ら変わっていない。これまでの在り来りの社会啓発では、日本人の「わかっていてわからない」という、建前と本音との正否の区別がつかないことになる。それでも再三述べることになるが、「ハンセン病と世間」について、世間に縛られ一途に共存を拒む私たちは、今まちがいなく改革を迫られている。偏見との闘い、その相手は私たち自身なのだ。

村病」「貧民病」のようにいう所以でもあろう。

52　癩部落が古来から存在したのはわかるが、その消滅についてはよくわからない。おそらく急激な経済成長のはじまる一九五五年あたりから、農家の主な担い手である青壮年層が都市の産業系列に流出し、急速な過疎化と高齢化によって自然消滅した公算が大きいのではないか—。

53　内務省衛生局『各地方ニ於ケル癩部落、癩集合地ニ関スル概況』一九二〇年。

54　神美知宏・谺雄二「対

談ハンセン病問題―差別と偏見の克服へ国の責任を問う基本法の全面的実施は急務」『前衛』二〇一〇年一一月』二〇三頁。

二　二〇世紀日本における
癩、らい、ハンセン病への
一般的な認識の移り変わり

前章では、癩流行の消長について、古代、中世、近世と大雑把に括めてみたが、おそらく八、九世紀のあたりの最盛期は神経型が多数を占めていて、人々はこれを仏罰として当然の報いと蔑んだろう。それが一一世紀あたりから、減衰期へと移行しはじめ、結節型が目立つようになって、この病態の醜状を目にした人々が、あまりもの汚らわしさを恐れたのは当然である。その惨さを地獄のそれに対比して、癩を病むことを生き地獄になぞらえた。

また癩の伝染発病には、濃厚な身体的接触も大きくかかわるから、家族内伝染が多くなるのは自明であり、「親に似る」、「親譲り」といった印象は強くも弱くもあったろう。[1] それにしても多分、はっきりとした認識ではなかった。これがそのまま二〇世紀へと入り幼稚な遺伝的新説と遭遇することになる。[2]

詳しいことはさておいて、遺伝という用語は一九一〇年代に一般にもかなり広く話題に上っていただろうが、そこに「家《イエ》を守る」という観念が結び付き、癩も結核も「家《イエ》」にとってより傷つく病気のように受け取られたにちがいない。

しかし同じく遺伝とされた結核は、一九世紀後半あたりから急速

1　野村豊・由井喜太郎編・解説「河内屋可正旧記巻十東町常信物語之事」『近世庶民史料―河内屋可正旧記』清文堂、一九五五年、一六五頁。この記事は、血筋のよしあしも吟味せず、癩患者の娘を娶った富裕の男が、生した二人の男も癩で失い、後を継ぐものもなかったという話。一七世紀末あたりのこと。血筋、親から子に伝わる認識がはっきりしている。

2　鈴木善次「遺伝について」『日本の優生学その思想と運動の軌跡』三協出版、一九八三年、

に進展した産業革命に伴い、莫大な労働力を安価な農山漁村に求め、塵埃の多い劣悪な労働環境下に長時間の労働を強いられ、さらに低栄養などが重なれば、その蔓延は明白であり、精根尽きて病身のまま帰村すれば、周囲の健全な青壮年に拡げる始末だった。一八八二年のコッホによる結核菌の発見は、その伝染性を証明したが、血筋や遺伝によるとの偏見は容易に消滅しなかったものの、出稼ぎ労働者からの大量罹患は、きわめて残酷なかたちで伝染病であることを教えていった。

二―一　癩をめぐって

福沢諭吉は癩を結核（肺病）と並べて遺伝としたが、当時はすでに癩の流行は減衰期に向かいつつあったろうから、[3] それまでの自他覚的な患者との接触を通し、癩菌に対する人々の普遍的な抵抗力の増強と相俟《あいま》って、潜伏期は数年以上にも延長し、加えて伝染性は至って弱く成人間のそれは稀となると、伝染病より遺伝病のように思われてむしろ当然だった。ハンセンによる癩菌の発見は一八七

三二頁。

3　北里柴三郎「日本ニ於ケル癩病」『細菌学雑誌一七一号』一九〇八年、一頁。この報告の中で、病型類度について三篇を括め、結節型一四・九%、神経型六九・五%、混合型（斑紋神経型）四・五三%で、結節型一五%ほどと低い。（この半世紀ほども後には七〇%ほどになっている）。

三年、そのハンセンが脚光を浴びた第一回国際癩会議が一八九七年、そのあたりから浮浪癩患者を国辱的[4]として取締りを強めた。癩は伝染病であり危険な存在だと強調し、さらに「癩予防法」を制定（一九三一年）して絶対隔離に踏み切ったあとは、遺伝を否定しながら伝染性を一層力説した。これでも遺伝という一般の認識が改まらなかったのは、前述の癩という病気の特質（特に家族内伝染）に基づくにちがいないが、そこを踏み込んで伝染性は弱いように説くと、一般の癩患者に対する排他的志向に水をさすことになり、隔離へと大衆を煽る妨げになるとでも考えたのだろうか。慣用された常套句、伝染性とも病状とも区別のつかない「恐ろしい伝染病」の一言は、庶民の理性より感性に強く響き、一層人々にとって寄り付けない除《の》けられる病気にしてしまった。つまり、親譲りとか血筋といった漠然とした心証に伝染の恐怖が重なり「遺伝する伝染病」のような奇怪な二重病観を生み、その不確かさが基で、今も多くの人々が本音に忌避的な心情をひそめている。

　ところで、一九世紀後半の明治はじめの頃（一八七五、明治八年）の『内務省年報・報告書第一巻』[5]の「褒詞賞与」の「例言」に、「一、

4　国辱的という印象を強くしたのは、いわゆる大使館事件だったろう。それはイギリス大使館前に重症な癩患者が行き倒れ、それを見たイギリス大使が外務省に馳せ付け、この文明国日本に一人の癩患者すら収容する場所もないのかと、強くなじったことによる。これも多分、日本の癩対策のはじまる一つの契機になったと思われる。

5　大日方純夫・我部政

孝子義僕貞婦篤行ハ明治八年第百廿一号太政官達ニ據リ地方限リ施行セシモノヲ記載ス」とあり、『読売新聞』一八七五（明治八）年一月一六日朝刊一面に、〈豊後の国市浜村の元蔵といふものの女房まさきといふものは至つて貞実の女にて元蔵は癩病となり顔かたちも追々くづれ手足はきかず見ても人間とおもはれぬやうな姿……女房まさきは少しも替《かわ》る心なく昼は田をうなひ夜《よ》るは糸をとりわずかの銭を取つて亭主を大切に養ひ二人の子供をも育て（引用者中略以下同じ）外の人たちはまだ二十七歳なれば離縁をして他《ほか》へ縁付と度々いえども決して縁が有つて来たゆゑ此亭主を守つて世話をいたすといつて聞入れず深切にする事がいつか県庁に知れたゆゑ近々に御褒美をいただくといふ〉とある。この一八七六年の報道のあと、一八八二（明治一五）年までは、毎年のように癩（病）患者にかかわる貞女、孝子の報道が続き、はたと跡絶《とだ》えた。そこまでに注意されるのは、これらの患家の住所、家族らの氏名などが明記されていることで、癩そのものが嫌われているのは病状の描写からしてよくわかるが、どこかおおらかだったように感じられる。それが癩患者の隠匿に傾いたのは、『時事新報』に掲載された福沢の論説「遺伝之能

男・勝田政治編『内務省年報・報告書第一巻』三一書房、一九八二年、二六〇頁。

力」（一八八二年）の報道と関係があるだろうか。

なお、一般のマス・コミとは比べようはないが、仮名垣魯文による『起廃病院医事雑誌』（第一号一八七七年六月、第二号同年一〇月）[6]では、後藤昌文の大風子油を主成分とし七葉樹皮に甘草とを調合した「清血煉」による癩の治療について、その投与前後の比較写真の氏名併記は、人に羞恥を抱かすとし伏せている。醜さを人前に晒すのは、誰にとっても好ましいはずはないが、名を伏せるという慣行は逆に隠れた癩患者を暴くような報道姿勢を強めたかもしれず、それが世人に悪人を捕らえたかのような印象を与えていったとも思える。ただ一八八一年のハワイ王（ハワイは一八六五年に癩患者の隔離法を施行）の来日と起廃病院の視察はどれほどの話題になったのだろうか。この翌一八八二年の後藤昌直の著作『難病自療』[7]には、〈該国（ハワイ）癩病の景況を尋問せしに。該国に於てハ今より四十余年前にハ。曽て一人の此病に罹りし者無りしに。偶ま支那人より伝染し。漸次国中に蔓延し。当今に至てハ。人口六万中癩病に罹りし者五六百人の多きに至れり。斯の如く劇しく伝染せるものハ。或ハ具症候の我国の癩病と異なる所あるやも知るべからず〉〈又癩病を発

6　山口順子「後藤昌文・後藤昌直父子と起廃病院の事績について「貧癩院設立構想と芝への拡張移転」『ハンセン病市民学会年報二〇〇五』一一八頁。

7　後藤昌直「原因」『難病自療全二冊』後藤薬舗、一八八二年、巻之上

するハ。必ず其血統の者に限るの説あれども。決して然るに非ず。数年来幾千の癩病者を実験せしに。其遺伝の確證を探り得しもの却て少し蓋し患者の之を秘して明言するもの少なきに因るならん。当今実験せし所の表によれバ。其遺伝ハ。十中の二三に在り。其余ハ。皆自発或ハ伝染に由るものなるべし〉とあるが、どれほど喧伝されたものか。[8]

一八八二年に、医術開業試験規則及び医師免許規則が規定され、漢方医は制度上の正統な立場を失ったから、『起廃病院医事雑誌』や『難病自療』などの「秘匿処置」や「癩伝染説」などは注視されなくなったかもしれない。しかし巷間には血筋があって伝わるというだけの遺伝まがいな偏見が深く惨透し、もはや手がつけられないように根を下ろしていった。一八九七年の第一回国際癩会議のあと癩多発国を自認する日本は、国辱的とされた浮浪患者の取締りのために、にわかに伝染の危険を啓発しはじめたが、伝染性のきわめて弱い実状を前に危険が世人の実感とならず、多分このあたりも「遺伝する伝染病」のような二重病観を生んだゆえんだろう。また「恐ろしい伝染病」の普及は、絶対隔離を支援した主に癩予防協会[9]によ

8　ハワイにおける癩の流行については、イエズス・マリアの聖心会編『ダミアンダミアン神父帰天百周年記念誌』（一九八九年）が簡明でわかりやすい。

9　一九三一年の癩予防

る啓発の行過ぎということもあろう。

二―二　ハンセン病の年間新発生患者ゼロの真実

二〇〇五年あたりから、日本のハンセン病年間新患者発生数はほぼゼロの状況になった。ここに至るまでの減少傾向をうかがう唯一の疫学的資料は、一八九七年にはじまる壮丁癩（満二〇歳男子の徴兵検査に際して発見された癩患者）曲線で、それは明らかな漸近線的減少を示しており、一九〇九年の癩療養所の発足とはまったく関係がない。日本の癩隔離対策が癩患者減少に連動しなかった証左だが、同じような示唆は絶対隔離へと転進した一九三一年以前すでに伝わっていた[10]。すなわち、日本が癩患者隔離の範としたノルウェーは、〈癩が比較的蔓延していた当時の国民の栄養状態は劣悪だったが、そのあたりが改善された現在では、隔離が唯一の根絶策ではなくなった〉ということであり、突き詰めると〈文化的生活水準の向上と言うことになろう[11]〉。

これに関連して、たとえば、ある地方における雨水、湧水、井戸

法は、その公布にあたり絶対隔離主義を採用した。それ以前の一九二九年の全生病院の開設二〇周年に列席した渋沢栄一に光田が救癩団体の設立を懇請、この渋沢の奔走と皇太后の御手許金下賜もあり、癩予防協会設立（一九三一年）に至った。この支援は絶対隔離の推進に大きな力になったのは確かである。一九五二年に藤楓協会と名称を変更し、らい患者の救済事業を継続してきたが、その創立四〇周年事業として一九九三年に高松宮記念ハ

水などに依存する日常から水道水への移行は、生活環境を著しく好転させたにちがいなく、それとハンセン病の新患者発生との相関についての論評は興味深い。

〈宮古島は隆起サンゴ礁よりなっており、川はない。地下には水が豊富で、深い泉から水を汲むのは女性の仕事であった。特に、女児は、通学前と後に数回運んで、その労働はきつかったという。昭和二六（一九五一）年三月、マッカーサー司令部から工事着手許可をえて、水道事業が正式に開始された。昭和二八（一九五三）年三月大野山林北端の白川田《しらかわた》水源から汲み上げられた地下水は袖山《そでやま》浄水場で浄化され市内に供給された。（中略）水道は普及し、農漁村部にも送られ、昭和四二（一九六七）年の普及率は七〇％、昭和五二（一九七七）年にはほぼ一〇〇％に達した。これらのことが、ハンセン病患者新発生をゼロにしたのであろうか。《推定》活動期―昭和五（一九三〇）年から同二五（一九五〇）年、ハンセン病患者発生多し。昭和四二（一九六七）年の水道普及率七〇％　減少期―昭和四五（一九七〇）年に患者発生は減少に転じる。昭和五二（一九七七）年には水道普及率一〇〇％　消失期―昭和六四（一九八九）

ンセン病資料館を開館（二〇〇七年に国立ハンセン病資料館に改組）、二〇〇三年ふれあい福祉協会に移行。

10　成田稔「絶対隔離を目指す癩対策をめぐってのそれぞれの見解」『日本の癩（らい）対策から何を学ぶか　新たなハンセン病対策に向けて』明石書房、二〇〇九年一四〇頁。

11　高島重孝監修「隔離」『らい医学の手引き』克誠堂、一九七〇年、三九三頁。

年最後の新発生患者?〉[12]。

この論旨はきわめて簡明だが、場を宮古一島に限らず日本全土に拡げてみても、同じような傾向があるといえそうである。それは、全国水道普及率が一九四五年には二〇%あまりだったのが、二〇年ほどのうちに七〇%近くまでになったのと比例して、らいの新発生患者も七〇〇人台から一〇〇人台へと下降した事実である[13]。ただこのような環境も重要だろうが、殊に日常の食生活はより問題にちがいなく、そこを体力（作業・運動能力や病気への抵抗力なども含めて）の面からも関連する知見を少し拾ってみる。

〈敗戦後の耐乏生活も、一九五〇（昭和二五）年頃から食糧事情が次第に回復し、食生活の内容も改善されてきた。一九五六（昭和三一）年頃から工業生産力が上昇して、国民所得の増大によりあらゆる生活物質が豊かとなり、食生活の内容も豊富で栄養学的にも充実されるようになった〉。すなわち、〈国民一人当たりの栄養摂取量は、一九四六（昭和二一）年には一九〇三カロリー、一九五五（昭和三〇）年に二一〇四カロリー、一九六五（昭和四〇）年にも二一八四カロリーと横ばい状態〉が続くものの、〈蛋白質は、一九四六

12　菊池一郎「宮古島のハンセン病と水道普及」『あだんの実　第二八六号』一九五八年。
13　嘉田由紀子編「図4－5全国と滋賀県における上水道下水道の普及率（一八九〇―二〇〇〇年）」『水をめぐる人と自然　日本と世界の現場から』（有斐閣選書）有斐閣、二〇〇三年、一三五頁。

（昭和二二）年は一人一日量五九・一グラム、一九五五（昭和三〇）年六九・七グラム、一九六五（昭和四〇）年七一・三グラム、一九七六（昭和五一）年七八・七グラム〉と増加している。蛋白質摂取量に関しては、他にも示唆に富む報告がある。[14]

〈大都市および都市部と郡部、職業別、家計費別の嗜好をみると、まずカマボコについては、ほとんどの人々が好きで、半数以上を占める。ところが魚肉ハム・ソーセージとなると、①東京都区でもっとも低く、郡市部が五〇パーセントを割るのに対して、郡部では六〇パーセントを超える。②職業別では、自由業管理職がもっとも低く、これに次いで商工サービス業が低いが、農林漁業従事者は六五パーセントと高く、労務被傭と事務被傭も五〇パーセントに近い数値を示している。③微妙に数値はずれるが、基本的に低所得が五〇パーセントを前後して高く、高所得は三〇パーセントを割って低い傾向がみられるという。これらの数値は、明らかに食生活の洋風化が遅れた地域や社会階層に、魚肉ソーセージが好まれたことを意味している。東京をはじめとする大都市部の生活者、自由業管理職、商工サービス業者のように、比較的早く畜産物を口にした人々のあ

14　成田功「現代日本人の食生活（特集―市民の食料と食生活２）」『調査季報六四』一九七九年九頁。

いだでは、魚肉ソーセージはあまり好まれなかった。これに対して、郡部に住んだり、日傭労働に従事して、低所得を余儀なくされている人々にとって、魚肉ソーセージは非常に好まれた食品であったことになる。これは電気冷蔵庫の所有状況ともかかわるが、食生活の洋風化の中で、畜肉の代わりとして保存性の高い魚肉ソーセージが代用されたことをうかがわせる興味深いデータといえよう〉。〈ちなみに、魚肉ハム・ソーセージの生産高は、一九五三（昭和二八）年の二二九トンを指数一として年々急増し、一九六五（昭和四〇）年には一一九万トン、指数八二二にも達していた〉[15]。いずれにしても、日本人にとって、魚介類は豆類と並んで、貴重な蛋白質源の役割を果たしてきたのは事実だろう。

次に〈発育と栄養との関係はきわめて密接であり（中略）一九四六（昭和二一）年には日本人の子供の体位を戦前最もよかった一九三九（昭和一四）年の体位より一年後退させたのであるが、一九五五（昭和三〇）年頃には戦前の体位に回復し、その後は年々向上して一九七五（昭和五〇）年には戦前をはるかに凌ぐようになった。そのような体位変動は都市学童において最も顕著であり、ついで農

15　原田信男「魚肉ソーセージの驚異的発展」『日本の食はどう変わってきたか　神の食事から魚肉ソーセージまで』（角川選書）角川学芸出版、二〇一三年、二一五頁。

村学童にみられ漁村学童において最も少ない。かかる体位変動は摂取栄養量と密接な関係があり、ことに都市学童の体位が急速に戦前までに回復したのは、一般家庭における食糧事情の好転にもよるが、学校給食により学童の栄養摂取量が増加したことに起因するものと思われる。次いで一九五五（昭和三〇）年と一九七五（昭和五〇）年を比較すると二〇年間に、たとえば一四歳男子では身長一〇・五センチ体重八・三キロ、女子では身長六・一七センチ体重五・六キロも増加している〉[16]。このような国民所得の増加、食糧事情の好転、生活環境の改善などは、一九五五年から一九七三年にかけての日本経済の急激な高度成長期に相当しており、総中産階級化と比喩的にいわれたりもしている。

日本におけるハンセン病の年間新患者発生数が、二一世紀に入ってほぼゼロに近づいた現実のゆえんは、以上のような事態の推移、つまり図2－1から図2－4は、二一世紀に入って日本のハンセン病年間新患者発生数がほぼゼロになった状況とそれに相関する事項のグラフである。

図2－1の新患者発生数の推移は日本本土と沖縄県とは分けて

16　同註14。「戦後の子供の発育と栄養」一一頁。

図 2-1　日本の新規患者数

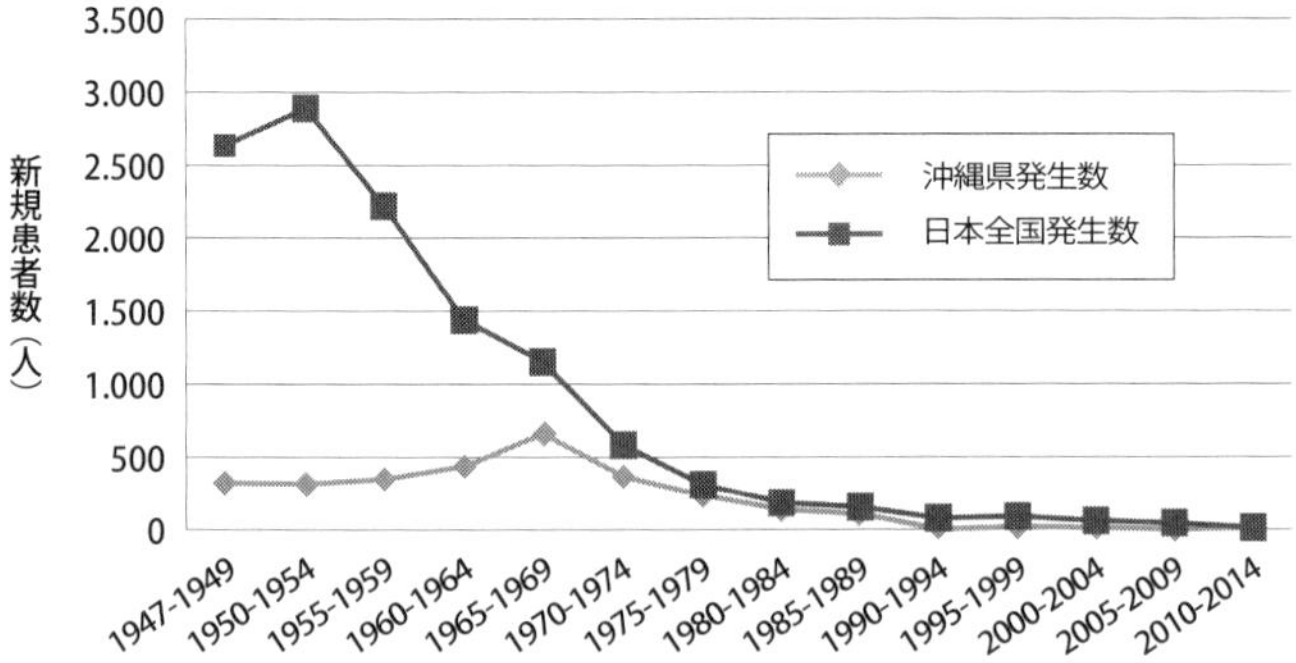

資料：国立感染症研究所「ハンセン病とは」
http://www.nih.go.jp/niid/ja/kansennohanashi/468-leprosy-info.html

図 2-2　水道普及率の推移

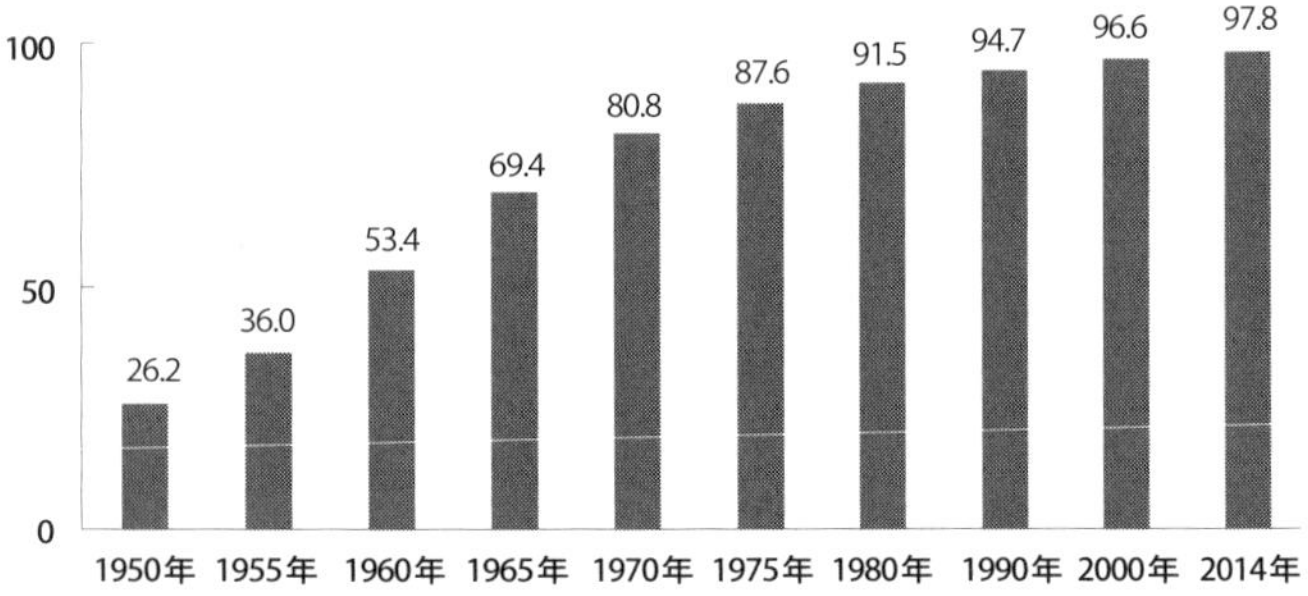

資料：水道の基本統計（厚生労働省 2016 年）
http://www.mhlw.go.jp/stf/seisakunitsuite/bunya/topics/bukyoku/kenkou/suido/database/kihon/

図 2-3　日本人1人1日あたりの摂取エネルギー・たんぱく質

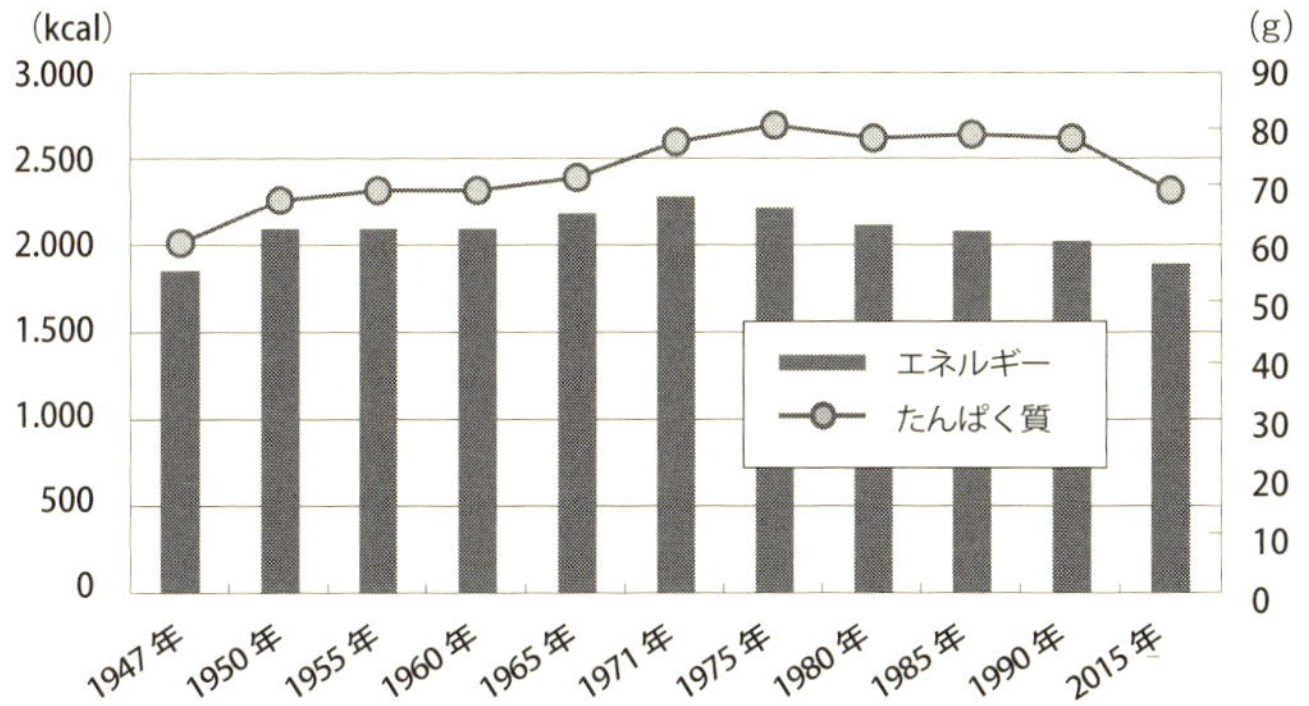

資料：独立行政法人国立健康・栄養健康所『国民栄養の現状』(昭和 22 年～平成 14 年)
http://www0.nih.go.jp/eiken/chosa/kokumin_eiyou/
国民健康・栄養調査（厚生労働省　2016 年）
http://www.mhlw.go.jp/bunya/kenkou/kenkou_eiyou_chousa.html

図 2-4　6 歳児　平均身長・体重　推移

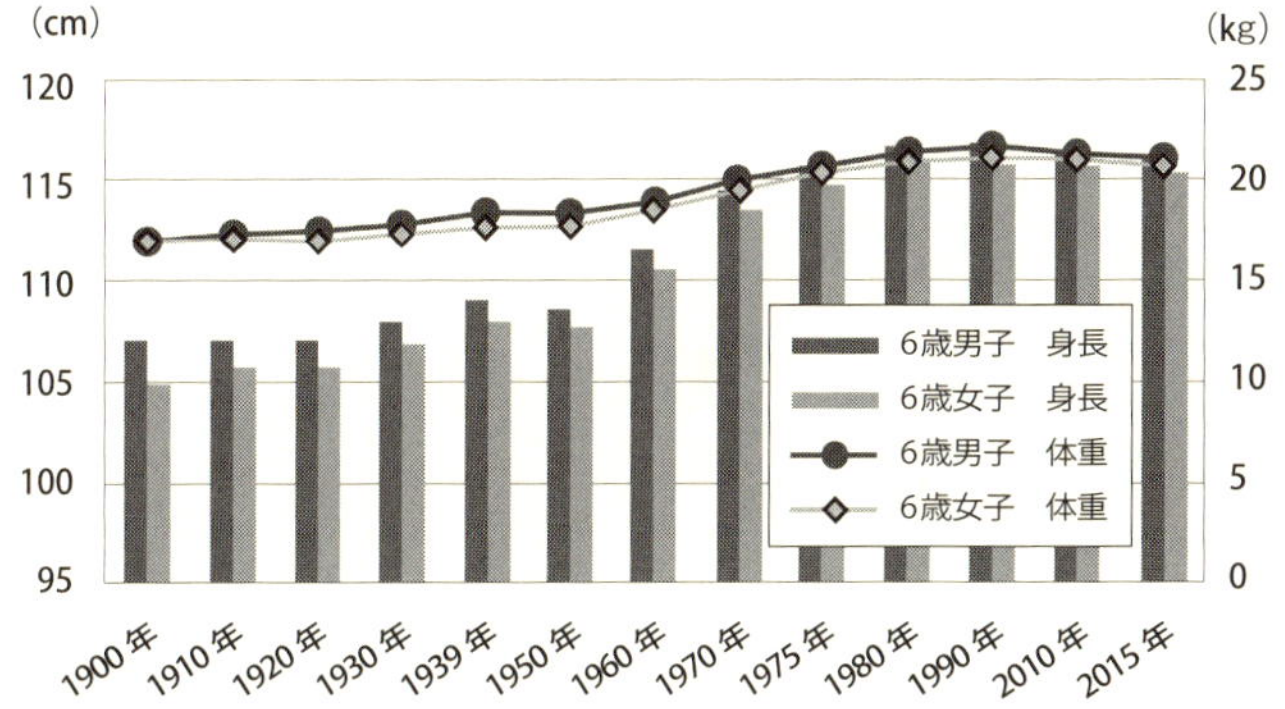

資料：学校保健統計調査（文部科学省 2016 年）
http://www.e-stat.go.jp/SG1/estat/NewList.do?tid=000001011648

ある。沖縄県のこの急速な減少傾向は、一九五八年の沖縄らい予防協会の発足、一九六一年のハンセン氏病予防法の公布と在宅（外来）治療の制度化、ついで同協会の委託とが大きくかかわっているのは確かだろう。[17]もちろん、宮古島の場合に年間新患者発生数と上水道普及率とが相関するのと同じく、文化的生活水準の向上もかかわっていて当然である。

図2－2～4は、本文の中にあげたハンセン病年間新患者数減少に関連すると考えられる事項のいくつかについて、その年度別推移をグラフにしてみた。

ハンセン病の化学療法、殊にジアフェニルスルホン（DDS）、クロファジミン、リファンピシン、オフロキサンシンなどによる多剤併用療法[18]の普及により、特にリファンピシンは一回六〇〇mgの与薬によって、らい菌は数日のうちに増菌性を失うとされるから、感染源にならない（たとえ感染しても発病には至らない）はずだが、症候的に未発見の患者、見掛けは鎮静化した患者もあり、化学療法を徹底したにしても、それだけで新発生患者をゼロにするのはおそらく不可能ではなかったか。

17　犀川一夫『沖縄のハンセン病疫病史─時代と疫学』沖縄県ハンセン病予防協会、一九九三年。

18　大谷藤郎監修「診断と治療の現在」『総説現代ハンセン病医学』東海大学出版会、二〇〇七年、一七七頁。石橋康正・昆宰市・中島弘監修石井則久・尾崎元

ともかくも光田健輔[19]は、〈絶対的隔離に接近するに従い新患者の発生を予防し得ること毫も疑いを入れざる也[20]〉と、隔離患者数の増加、即伝染源の減少、即「無癩国日本」の実現という幼稚な算術的論理を盲信しながらも、〈潜伏乃至潜伏期の患者を見越して〉増床を求めるあたり[21]に、確信のない[22]不安定な思考がよくわかる。

さて、以上のように、日本のハンセン病新発生患者がほぼゼロに至った真因と、ただそれを意図しただけの光田の空論（絶対隔離による社会防衛論だが今となっては無謀）との乖離を、「らい予防法」の制定（一九五三年）から「らい予防法の廃止に関する法律」の制定（一九九六年）までのほとんどをらい療養所の勤務医として過ごした私は、たとえ不十分にはせよそれと知りながら、異常な現場で働いている認識はさらさらなかった。しかし隔離されている苦しみや悲しみを語る患者の声が、耳に入らなかったわけでもない。

一九八五年より後の老人科病棟に、看護婦たちが「カロメばあさん」と呼んでいた認知症の老婦人がいた。飲用のカロリーメイト（栄養飲料）が大好きで、しょっちゅう「カロメちょう

昭編集「2治療」『ハンセン病の外来診療』メジカルセンス、一九九七年（尾崎元昭・石井則久・杉田泰之）四六頁、も参照のこと。

19　一八七六年山口県出身、済生学舎を経て一八九五年開業後記試験合格、一八九八年東京市養育院に就職、翌一八九九年に同院内に「回春病室」を開設、一九〇九年第一区連合府県立全生病院医長、一九一四年同院院長、一九一五年に初めて精管部分切除を行う。一九三〇年国立療養所長島愛生園園長、一九五一年文化

だい」と看護婦にねだるからである。一九七〇年あたりだったと思うが、その頃彼女は女子独身不自由者（軽？）棟のどこかにいたと思う。暑くも寒くもなかったある日、外科処置の往診を依頼された。私一人で看護婦はついて来なかったから、手か足の軽い損傷だったはずで、多分直ぐ終り「ではね」と立ち上がろうとしたとき、突然「先生」と話しかけてきた。「何？」と廊下に投げ出した彼女の両脚の脇にいま一度腰を下ろした。「私はここにはね、警察の車で連れてこられた。そのことは前もってわかっていたから、前の日に二人の子（五つと三つの男）の好きなものをつくって箱に詰めてネ。警察のほうには、「一時間ほど待ってほしい」と頼み、ウチは漁師だから繋《つな》いだ舟に乗り込んで、ゆっくり二人に食べさせたの。時間になったので、残りものを上の子に持たせ、下の子と手をつないでネ」。そこまで聞いて自分の目の翳《かす》むのがわかり、二人の子を家に向って戻そうと促す彼女の手の仕種も、目の端に写っていた感じもするが――。「じゃあネ」と慌てて出てきてしまった。[23]

勲章受章、一九五七年退官、一九六一年ダミアン・ダットン賞受賞、一九六四年死去。

20　「癩病患者に対する処置に就て」藤楓協会編『光田健輔と日本のらい予防事業―らい予防法五十周年記念』藤楓協会、一九五八年、一六頁。

21　同註20。「無癩日本は如何して実現せらるるや」四五八頁、一九四一年。

22　もっとも一九四〇年あたりの一般的な認識では、絶対隔離の完遂に向けての光田の予想を、どうこういうのは

あとになっていつかふと、このことを思い出した。なぜ私は涙を彼女に見せなかったのだろう。なぜ？　彼女の悲しみを、ほんの少し癒す瞬間がそのときあったのに――。

目頭が熱くなっても顔をそむけたまま涙を見せなかった。とわの別れになる幼い二人の子どもに、「早くお帰り」と帰宅を促す母親のあまりものやるせなさは、今思い出しても書く字が翳《かす》む。あのとき、涙を見せなかったのは男だからではない、医者だからでもない、思いやりを欠いた冷たさに気づけない非情な人間というだけのことである。

四〇年ほども前（?）の、いつのことだったか忘れた。東京聖母病院でのシスター寺本松野[24]の、看護学生に対する実習指導の場面が放映されたことがあった。患者は壮年（?）の男性だったと思う。その入院当日からこの看護学生は受け持ったようだが、翌日に肝臓（?）の造影検査（?）か何かでショック状態となり死亡した。発症から死亡までの経過観察は細やかで、学生にしては、よくみている

当たらないかもしれない。しかし、一九三五年の内務省の全国癩患者一斉調査での一万五一九三人（国立療養所史研究会編「らい百年史年表」『国立療養所史（らい篇）』厚生問題研究会、一九七五年、八頁）、壮丁癩曲線から推考した全国癩患者数二万人以下（同註20「決定せられたる壮丁癩患者数」二七三頁）という数値に、無癩国日本の完遂を確信していたかも――。

23　このように、癩を病んだが故の生き別れの悲しみを、一〇年、二

と感心して聞いていた。学生が報告を終えたとき、突然シスター寺本が「泣きなさい」と文字通り叱咤《しった》した。その瞬間に「カロメばあさん」が浮かんだ。「こんな立派な病院で治療してもらえば、きっとすぐよくなる」という思いが、一瞬にして絶たれたのである。死者の中にその思いがあれば、どれほど悔やまれたことか。患者の苦しみや悲しみの前で、私たち医療者の涙すること泣くことがどれほど大切か思い知った。

　光田の涙もろさはよく知られている。[25] しかしこの涙もろさを「カロメばあさん」とは結び付けたくない。「カロメばあさん」を隔離する必要はおそらくなかったと（軽度な神経癩？）思えるからである。余談だが、悲劇映画を見て涙を流すことは誰でもよくあることだろう。この涙は劇中の人物に共感しているからではあるものの、ただそれだけのことでしかない。しかしこの人物が、実在の、しかも目前の知友としたら、涙するほどに共感すれば何らかの支援を、成否は別に思案（役割取得能力の発揮）しないのがおかしい。絶対隔離という癩の本質を全く無視した不当を強行すれば、人為的な死に値する不幸が現実には数多あって当然であり、光田がそこに共感の

〇年と療養所に勤めていればいくつも耳にしそうだが、実はこっそり涙した例は他に一人（男性）しかない。私のようにいい加減な性格では心の底を割ったような話は、聞かせてもらえないかもしれない。これでも医者の端くれだから、患者を思いやるための立場に立って考える役割取得能力もあってよさそうだが、そこも見透かされていたのか。

　もっともこのあたりが意識出来たのは今になってからで、語り部や聴取りの話の貴重さ

涙を流すのなら、対応の見直しを考えてもよし口にしてもよかった。それにもかかわらず、プロミンが導入された（一九四七年）あと、すなわち「不治の癩」から「可治のらい」への転換後すらも隔離に拘《こだわ》り続けた。

いずれにしても、「拘《こだわ》る」とは「必要以上に」の意であり、そのように「拘《こだわ》る」のは病的と考える。それはおそらく強迫神経症（癩菌恐怖症）だろうが、光田はその本性を国際情勢からまったく乖離した絶対隔離の、正当性についてのみ露《あらわ》にしていたわけではなく公私にわたっていた。私事については第三者にわかりようはないが、たまたま子息の証言があり[26]、その行為は癩菌恐怖症としか言いようない。公のほうは絶対隔離の件はともかくとして、まず涙もろさは新患者の診察の際によく見せたようだが、恐るべき癩菌に蝕《むしば》まれた人を見て「かわいそうに」とか「気の毒に」とかいう思いが強ければ涙するかもしれない。そのあと言われた通りに入所してくれればいとしい思いにかられて当然だろう。逆にそうした思いが強ければ強いほど逆らうものへの憎しみも強くなるのではないか[27]。ところが医療者を前にすると、癩菌の存在など鼻にかけないような仕種もした

がやっとわかったように思う。聴くこと、読むことの大切さがである。

24　シスター寺本松野は、死の看取りについて、『看護の中の死』日本看護協会出版会、一九八五年、『そのときそばにいて』日本看護協会出版会、一九八五年、その他多くの著作からよく知られている。

25　光田健輔「癩問題に関する婦人の責務」『光田健輔と日本のらい予防事業らい予防法五十周年記念』藤楓協会、一九五八年、二一〇頁。この評論の中で、光田自らが自分の涙もろさを

（四－五「光田を支えた権力構造」註46参照）という。

もっとも光田に対するこのような非難は、癩（らい）対策の国際的動向との乖離に目をつぶってきた私たちの怠慢を、棚に上げてのことではあるが――。それに私自身は光田と面談したのは二回だけで、二回目は当人の意識はすでになく、初回は光田の言い草が面白くなくて挨拶以外口を利《き》かなかったから、実際はどうこう言えるわけではない。[28]

二－三　ハンセン病の現状と憲法

ハンセン病の年間新発生患者がほぼゼロということは、「明るく平和で、私たち一人ひとりの生き方が大切にされ、健やかに人なみの生活ができるようになった結果」ともいえる。日本国憲法はそれをなぞるように、

第二章　戦争の放棄

〔戦争の放棄、軍備及び交戦権の否認〕

語っている。おそらく神経型かと思われる幼い女の子を父親が連れてきた。母親は「可愛そうではあるが、下に三人の弟妹がいる。もし癩なら東京の病院に預けてほしい」といった。その子を診察して光田は涙を流す。父親はそれを見て母親の無情を思い出しながら、何とかその女の子を連れて帰りたいという。しかし光田は涙しながらも賢明な母親の言葉に従い、その子を慰廃園に送る。その子はおとなしい良い子で他の患者に好かれながら数年後

第九条①　日本国民は、正義と秩序を基調とする国際平和を誠実に希求し、国権の発動たる戦争と、武力の行使は、国際紛争を解決する手段としては、永久にこれを放棄する。

②　前項の目的を達するため、陸海空軍その他の戦力は、これを保持しない。国の交戦権は、これを認めない。

第三章　国民の権利及び義務

〔個人の尊重と公共の福祉〕

第一三条①　すべての国民は、個人として尊重される。生命、自由及び幸福追求に対する国民の権利については、公共の福祉に反しない限り、立法その他の国政の上で、最大の尊重を必要とする。

〔生存権、国の社会保障的義務〕

第二五条①　すべての国民は、健康で文化的な最低限度の生活を営む権利を有する。

②　国は、すべての生活部面について、社会福祉、社会保障及び公衆衛生の向上及び増進に努めなければならない。

に天国へと旅立った。共感、役割取得、思いやりの過程が光田にはない。共感はあったにしても、隔離が唯一最善の思いがすべてに先行するのはやはり功利的であり、避けるべき手段の目的化といえよう。

26　〈帰宅しても赤児は絶対にだいたりしなかったし、入浴も家族が全部入って最後にした。病院で消毒して帰ってくるといっても、どこにライ菌がついているかもしれないし、感染してはいけないという配慮からであった〉。

この生存権は社会権ともいい、人並の生活ができるよう、国家に積極的な努力を要請できる権利だが、具体的な権利ではなく立法によってはじめて具体的な権利となる。故に国家の積極的な努力とは、国民の生活についてのあらゆる分野にわたってのそれをいう。

ところで、二〇一〇年に発表されている「現代日本人の意識構造」[29]によると、生存権の認知度は〈二〇代～六〇代前半までの年層では八〇％前後でやや多く、それより上の年層ではやや少ない〉。〈憲法で決められた重要な権利を意識する必要がなく、知らないことによる支障もない世の中であれば、それはそれで幸せなことかもしれない〉[30]。

ともかくここでは、私たちの生活のあらゆる分野について、憲法に基づく国の努力への依存をいいたいのではない。憲法の主旨に沿った国民自身の努力が、ハンセン病年間新発生患者ゼロへの過程だったことを知ってほしかったのである。憲法第一三、二五条は、この過程に寄り添うように存在し、国民個々の努力へのゆとりになっている。

なお、憲法第一三条は、「らい予防法違憲国家賠償請求訴訟」[31]の熊本地裁判決の中核をなしており、後述する「名誉回復」の中でも

（横田篤三「父を語る」『愛生 一二巻二号』一九五八年、六四頁）参考。久保木富房編『強迫性障害わかっちゃいるけどやめられない症候群』日本評論社、一九九九年「強迫性障害とその周辺の病気」三頁。

27 光田の患者愛や人権意識について、光田礼讃の見地から書かれたものには次のいくつかがある。青柳緑『癩に捧げた八十年』新潮社、一九四四年「ライと人権」二六六頁。内田守『光田健輔』吉川弘文館、一九七一年「その人間像」二三三頁。桜井方

取り上げる。要するに、ハンセン病年間新患者発生数ほぼゼロとは、日本国民全体が日本国憲法を堅持したからこその結果ともいえる。またハンセン病の新発生患者がほぼゼロとは、言い換えると私たち日本人がハンセン病を病むことはまずないことになる。つまりハンセン病の発病を抑えるだけの抵抗力を持つようになったのである。ハンセン病の血統とか、血族とかいった言葉は、もともと戯《ざれ》事でしかなかったが、それにも値しなくなってしまった。

それにもかかわらず、「らい予防法の廃止に関する法律」の制定（一九九六年）、「らい予防法違憲国家賠償請求訴訟」の国側敗訴（二〇〇一年）と続いて、一般社会のハンセン病に対する関心が一挙に高まったのは確かだが、その関心も多くがハンセン病をめぐる偏見にまでは及ばなかったようである。あれほどのマス・コミの騒ぎは、一体何だったのか。「ハンセン病は普通の病気」「特別な病気ではない」といったことが強調されており、それ故にこそ、法の廃止や法の違憲性がいわれたのではなかったか。もっとも、二〇〇三年に「黒川温泉宿泊拒否事件」が起きているのだから、殊更怪しむことはないかもしれないが――。

策『救癩の父光田健輔の思い出』日本キリスト教救癩協会、一九七四年「巨象の脚をさぐりて」二三二頁。光田自身の執筆によるもの『回春病室』朝日新聞社、一九五〇年「ライ刑務所」二〇三頁。『愛生園日記』毎日新聞社、一九五八年「問題化した特別病室」二〇八頁。など。

28　成田稔「三園長の思い出」『「らい予防法」四十四年の道のり』皓星社、一九九六年、四一頁。

29　NHK放送文化研究所編『現代日本人の意

つまりは、ハンセン病に関して最も問題になる偏見を、日常的にあからさまにすることはまずあるまいが、特にかかわりもないとまったくのよそ事にしてしまい、マス・コミの騒ぎは騒ぎ、自分には関係ないと無関心（よそ事）だからである。実際は、らい――ハンセン病と、一般の認識はあまり変わっていないのが現実だろう。

改めていう、明治前期末から後期への癩の遺伝と伝染との二重病観がはじまり、その後遺伝は言葉として薄れたものの遺伝まがいの観念を今に残し、絶対隔離に踏み切る昭和初期からは、従前の陳腐な恐ろしい伝染病観が広く行き渡った。それが化学療法の進歩普及とともに少なくとも恐怖の観念は消えたが、らいがハンセン病に変わった今も[32]、かかわらないほうがよいという思い（忌避感）を心の深奥から人々は消していない。

識構造』〔第七版〕ＮＨＫ放送文化研究所、二〇一〇年。

30 同註28。「相変わらず低い権利に関する知識」八一頁。

31 「らい予防法違憲国家賠償請求訴訟」については、全国ハンセン病療養所入所者協議会編『復権への日月 ハンセン病患者の闘いの記録』光陽出版、二〇〇一年「国家賠償請求事件」一三一頁がわかりやすい。

32 癩の病名変更については、成田稔「「癩」から「ハンセン病」へ」第一回、多磨全生園入所

者自治会機関誌『多磨』九四八号、二〇〇一年一月、二三頁。同第二回、『多磨』九四九号、二〇〇一年二月、八頁。同第三回『多磨』九五〇号、二〇〇一年三月、八頁。同第四回『多磨』九五一号、二〇〇一年四月、五頁。同第五回『多磨』九五二号、二〇〇一年五月、五頁、同第六回『多磨』九五三号、二〇〇一年六月、五頁。同第七回『多磨』九五四号、二〇〇一年七月、五頁。同最終回『多磨』九五五号、二〇〇一年八月、九頁、を参照されたい。

三　日本の癩（らい）対策の根源的なあやまり

これまでに私は、国立療養所多磨全生園園長（一九八五年より一九九三年）、国立ハンセン病資料館館長（二〇〇七年より現在）と、一般にいう役職に就いていたのは確かだが、日本のらい対策の主導的な立場にあったわけではない。その私が、らい療養所の医療に長年かかわった末にようやく覚《さと》り得た反省を、日本の癩（らい）対策の根源にさかのぼって考えるのは、何を今更という非難を浴びるかもしれない。それを承知で卑見を述べるのは、すべてを国の施策や光田の存念の誤りとして終わるのを疑わしく思うからである。

　これまでにも述べてきたように、「癩患者も人は人」、詳しくは「癩患者」とは「癩を病む人」であって、「癩は病気」「病気は病気」に止どまるが、「患者は人」「人は人」「あくまでも人」でなくてはならない。[1] それにもかかわらず日本の癩対策の基本原理である終生隔離は、癩はいかに軽快・治癒しようとも、再発の恐れがまったくないとはいえないとして、不治の名目のもとに継続的な隔離こそ唯一最善とする患者（人間）無視だった。

〈われわれの体には健康に復そうとする自然の力があり、医者はそれを助けるのが任務である〉。〈いかなる患者を訪れるときもそれ

1　「病気と人」、つまりらい患者の「らいは病気」、「患者は人」として、その峻別をはじめに説いたのは、光田のいうらい隔離対策に批判的でもあった杉村春三ではなかったか。杉村春三『癩と社会福祉』私家版二〇〇七年に「癩事業の「患者観」」と題した評論があり、〈病人は人格体であるという陳腐な表現〉について、〈私は、多くの事例の観察に当って来たが、この言葉の具体的実現を見た事は蓋し少ない。勿論この事は二つの面から考えられた。病人自ら

はただ患者を利益するため[2]（引用者後略）〉とは医聖ヒポクラテスの残した千古不朽の名言である。この理知的かつ合理的な医術を施したものは〈すべての人から尊敬されるであろう。もしも（これを）破るならばその反対の運命をたまわりたい〉と、ヒポクラテスは日本の癩（らい）対策の終わりを予見したかのようにいう。

　脇に逸《そ》れてしまったが、病気と患者（病と人）とはまったく別という認識について、光田の「癩予防ニ関スル件」の制定（一九〇七年）以前に発表している三つの評論[3][4][5]からうかがってみる。三篇を通読して、癩患者、癩病、本病、癩病者、本病者、癩、癩病患者などと、病名そのものもまちまちだが、病気に人を含めたり付けたりで「病気と人」とはまったく別という認識は（おそらく全然）なかったようである。たとえば〈癩病の楽天地をなす〉といった一言にそこがよくうかがえる。絶対隔離を指向した一九三一年あたりだと、[6]病名は癩とはっきりさせているが、癩患者とあっても癩に癩患者の意を持たせたり、〈癩民、癩保護〉などと病気も人も同意と思わせる語句もある。退任（一九五七年）[7]に当たっても、癩をライと仮名書にしているが、やはり〈日本人はライを他人にまかしてはいかん〉

が自己人格を信じない、自己の人格に價値と意義を認めない、又そうした努力と意欲を放棄している場合を数多くみて来た。更にいま一つの場合は、病人の家族や、同胞、親族同族、友人、近隣集団の人達が、病人の人格を認めない考え方に立っている事例が余りにも多いのに暗然たるを得ない経験をしばしば持った〉と。（『恵楓』一七号、一九五五年より転載）。

　ちなみに、『スター』（カーヴィル療養所機関誌）一一巻一〇号、一九五三年に、らい患者だけ

と、病気と人を分けるつもりはなかったとしか思えない。まるで「癩の化身」とでもいいたげな発想だが、個人の人格的生存に不可欠な名誉権などはまったく認めていなかったろう。

　癩患者の患者（つまりは人）を念頭に置かなかったものも少なくなかった。全生病院の所史に悪名の高い〈毛涯鴻は（引用者中略以下同じ）、患者の入退院や取り締まり関係の仕事を担当しながら（中略）懲戒検束権を楯に（中略）らつ腕をふるい、「全生病院には院長が二人いる」といわれたほどの人物だった。当時「百たたき」「二百たたき」は実際にあった。逃走患者が捕まると、この命令を受け、請願巡査がたたくことになっていた。そして、たたかれる者の泣き声が、時には監房の外まで聞こえた。（中略）毛涯自身も直接殴った（中略）その理由は「患者のくせに眼鏡なんかかけて」であり「セルの着物なんか着て」であり「巻煙草なんか喫《の》みやがって」であり「おれに挨拶もしやがらない」であり、ほとんど見境なく吠える番犬のように際限がなく、（中略）「この野郎、おれに嘘つきやがって」と下駄で蹴倒され、怪我をした者もあった。（中略）しかし毛涯は、たんにその典型であり、たちのよくない職員は他にも掃いて

をなぜ「らい者Leper」と呼ぶのか、他の疾患の患者にこのような呼び名はない、患者はどうあろうと「人間」でしかないとの理解を求めた。一九四八年の第五回国際らい会議では、「Leper」を用いず、「Leprosy patient」を用い、大衆にらいの真の姿を説明するよう努力を勧めている。

2　小川鼎三「ヒポクラテス」『医学の歴史』（中公新書）中央公論、一九九八年、一〇頁。

3　藤楓協会編「癩病隔て」『光田健輔と日本のらい予防事業―らい予

捨てるほどいた[8]〉。つまり、光田の「癩撲滅」即「患者撲滅」の人間無視の心情（ただ柔順な患者は舐《な》めるようにも愛した？）に沿った[9]のは毛涯だが、光田を知らずして人間無視に徹していた最悪の人物が、栗生楽泉園の加島正利だった。〈（加島の職分は［引用者註］）看護長と云っても医療面に携わるのではなく、それはあくまでも患者管理を業務とする職種であったが、しかし分館内では特別の要職とされていた。その加島が、（いささかの悪事を働いていた患者を［引用者註］）おどかし（中略）平身低頭する（中略）姿をみて（中略）大いに満足したのだろう、それからというもの「頭を冷やすか」とか、「少し涼しい所へ入ってくるか」とか、何かといえば監禁所送りをほのめかして患者を抑えにかかった。そんな折しも「特別病室」が出来あがったのだから、加島の言葉は、もはやけっして脅《おど》しなどでなくなったのである[10]〉。

「特別病室」（重監房[11]）とは、極端な食事と水分の制限、すなわち一日当たりの摂取カロリー量三五〇ないし四〇〇、蛋白質僅少、動物性脂肪とビタミンA、D、K、C皆無、水分も四五〇ミリリットル前後、加えて厳冬下にも保温設備のない零下十数度の中で薄い掛け

防法五十周年記念』藤楓協会、一九五八年、三頁。

4　同註3。「上州草津及甲州身延に於ける癩患者の現況」七頁。

5　同註3。「癩病患者に対する処置について」一六頁。

6　同註3。「願は叶う」一五三頁。

7　同註3。「退任の辞」六二八頁。

8　多磨全生園患者自治会編「毛涯鴻」『倶会一処患者が綴る全生園の七十年』一光社、一九七九年、七四頁。

9　光田は毛涯の暴力を多分承知していたろう、

布団一枚という、まさに密室の凍餓実験さながらの、まったくいわれのない刑罰が実際に行われたところである。

問題は、療養所という人の病を癒す場において、癩を病んでいたばかりに、低俗で粗暴で自己顕示欲の強い、それでもそこらの親父風情だが、それがまるで犬猫どころか鼠取りにかかった鼠でもいたぶるように、死ぬとわかっていて人を殺した。最も無残な飢餓を強い、酷寒の日が続く中で凍死させたのである—癩を病んでいるというそれだけのことで。日本の癩対策の根源的な誤りの生んだ悲劇だった[12]。

光田は、「無癩国日本」の目標を掲げて、伝染源の根絶を意図し絶対隔離を強行したのは、「日本国民を癩から守る」という社会防衛に基づき、そこに「患者中心の医療」の理念などあろうはずはなくとも、「癩は不治」といわれた時代の正論ではあった。しかし「人は人」という人の命の尊厳に時代の隔たりはない。そこが「癩の根絶」を願うあまり、日本国民の排他的（本来の国民的性向だが——）協力を得たいばかりに、「恐ろしい伝染病」観の浸透に躍起になったに違いない。この効果が十二分過ぎるほどあったことは、化学療

つまり功利的無視である。光田については、周知の涙もろさのほかに、すべての患者の氏名を記憶していたというが、そこから患者思いのようにもいわれるが、患者管理の事務方には、逃亡阻止を厳命していたはずで、そこから当該事務官の暴言や暴行を生んだといえるかもしれない。

10　栗生楽泉園患者自治会編『風雪の紋—栗生楽泉園患者五〇年史』栗生楽泉園自治会、一九八二年「加島正利」一五四頁。

11　「重監房（特別病室）」

法以前（以後も相当の期間というのが正しい）の新聞報道（患者の存在、移動、移送など）からもよくうかがえる。こうした排他性の強まりが、患者軽視へと結びつくのは当然とも思われる。それは「どうあろうと人は人」「私も同じ人」という倫理と共存の理念とを揺るがしかねないが、日本の癩（らい）対策は実際にそこを揺るがしてきたのである。

　このような誤りを明確に指摘したのが、らい予防法違憲国家賠償請求訴訟の熊本地裁による一審判決[13]だった。その中で、日本はらい（ハンセン病）対策の国際的動向に目を閉ざし、療養所中心主義に徹して、憲法第一三条〔個人の尊重〕を疎《おろそ》かにしたことを重くみている。確かに「ここで死んでもらえばいい」といわんばかりの終生隔離は、人格的存在としての個人の自由をすべて奪うものであり、違憲性はいわれるまでもなく明らかである。

　問題は、この違憲性の明らかな「らい予防法」が化学療法以降の一九五三年から一九九六年までの長期にわたって、なぜ残っていたかである。ちなみに私は、一九五五年から一九九三年まで多磨全生園に勤務しているから、ここの設置運営根拠であるらい予防法を、

については、いくつもの報告があるが、拙書「重監房（特別病室）について」、および同題補訂を、『国立ハンセン病資料館研究紀要第四号』二〇一三年、一頁、『同第五号』二〇一五年、一頁に総括的に述べてある。参照いただきたい。

12　これほどの残酷な状況が、まったく極秘裡に行われていたとは思えず、少なくとも死亡診断書を作成する医師、足底穿孔症の包帯交換に通ったという看護婦、食事にかかわった賄い夫ら、特別病室入退を把握していたはずの分

知らなかったで押し通せるはずはない。しかし本当のところは、一九八五年に園長に昇任したその年、たまたま全患協（現全療協）の「らい予防法問題学習会」[14]が本部所在地全生園で開催され、所長（らい療養所）連盟も意見具申を求められて、まさに成り行き上私が引受けさせられた。実はそれまでに、「らい予防法」を熟読したことはなく、好い加減な法律としかみていなかった。そこではじめて改めて子細に読み、あまりにも「実効性」の乏しい条文に啞然とした。

学習会では、この啞然とした条文を並べて終わりにしたが、今更を承知で、これほど現実離れした法律がなぜ残っていたか改めて考えてみる。

まず大谷見解[15]に基づく「らい予防法」の廃止については、その受け入れをめぐって各支部間の調整が難航したらしいが、絶対隔離の象徴ともいえる退所規定のない悪法の廃止に、二の足を踏むのは単純に理解しにくい[16]。結局は隔離の強制には反対しながら、退所の強制にも反対し、療養所の存続、現状の療養上の諸対応の維持など九項目をあげて、ようやく法廃止を受け入れた。

話が変わるが、癩療養所の運営のほとんどが入院患者の労力に依

館職員は知っていたろうが、加島は至って身分の低い職員だから、すべてを加島一人に任せて無視した理由がわからない。これを「昔の話」ですませてよいことだろうか。「たかが癩患者……」、まさか……。まさか……とは誰しもの実感ではないだろうか。重監房事件に時代の隔たりを強く感じながらも、おそらく現にハンセン病による醜状を見ることなどあり得ないが、決して少なくない人がハンセン病患者（元患者）に対して、無意識的な忌

存できたのは、〈癩は無熱であり重症になっても労働に堪える〉[17]と医療者とは思えないこじつけを、「相愛互助」「同病相憐」といった言葉で飾って騙《だま》したからである。こうして患者は不当な労働に疲れ果て、病み果てて死んだ――そこをぬけぬけと「楽土」といった。それが戦後一九四七年にプロミン治療がはじまり、「不治の癩」から「可治のらい」へと、暗黒の楽土にようやく光が差し込みはじめた。

どうあろうと、らい療養所が楽土になり得ようはずはないが、所内の生活そのものは「らい予防法」のもとであっても、憲法第二五条〈最低生活の保障、国の社会保障義務〉から逸《そ》れるほどではなくなった。しかしそこがどのように暮らしやすかろうと、実家が恋しくないはずなどあるまいが、「らい予防法」の廃止が取り沙汰される頃には、患者は著しく高齢化して家族とも疎遠となり、敢《あ》えて帰郷は望まなかったろう。

ただこのような患者の思惑《おもわく》は、なぜここに住みつくのかという問題の一面しかとらえていない。

要するに、社会の理解は建前で、世間の本音は「理屈じゃない」避感を心の深くに潜めているらしいのは苛立たしい。

13　全国ハンセン病療養所入所者協議会「違憲性及び過失の検討」『「らい予防法」違憲国家賠償請求訴訟二〇〇一年五月一一日判決熊本地裁・〈第一次～第四次〉』四六二頁。

14　全国ハンセン病患者協議会「らい予防法問題学習会開く」〈六七四号〉『全患協ニュース縮刷版〈第五〇一～七〇〇号〉第3集』三八九頁。

15　「大谷見解」の提唱者大谷藤郎は、一九二四年、滋賀県出身。一九

という拒否であり、入所者の「このままここにいたい」という思いは、隠された世間の本音を恐れるからともいえる。つまり私たちの目を、耳を、口をであって、私たち自身の心奥に秘めたらい（ハンセン病）を厭《いと》う思いの有無を質《ただ》すのが先決であり、それを消す知識を持つ責任が私たちすべてにある。

癩は不治の時代に絶対隔離を軌道に乗せた、一九三五年六月二五日の癩予防デーのポスターがある（図3―1）。「癩を根絶せよ」とは「癩患者を根絶せよ」であり、それは「絶対隔離の完遂」に他ならない

第五回国際らい会議（一九四八年）では、スルフォン剤の効果が高く評価され、不治から可治へとらいの認識が一変したこともあってか、らい患者に対するらい者 leper を廃し、「らいを病む人」としてらい患者 leprosy patient を用いるとした。おそらくそのあたりを強く意識してか、第七回国際らい学会議（一九五八年）においてメキシコは、〈患者は一人の人間であり、らいを病む患者でしかない……これこそらい患者の正しい扱い方で最も重要な根本である。……らい予防対策の目的は、患者があらゆる面で正常に生活ができ

五二年、京大医学部卒・在学中に小笠原登に師事、一九五九年、厚生省入省。一九七二年、国立療養所課長。そのあと大臣官房審議官、公衆衛生局長、医務局長を歴任。一九八三年、退官。そのあと藤楓協会理事長、高松宮記念ハンセン病資料館館長、国際医療福祉大学総長を歴任。一九八七年の精神保健法の法改正にも貢献した。一九九三年にレオン・ベルナール賞授与、二〇一〇年、死去。

16 「らい予防法」の廃止を主張した大谷見解の

るように、患者と戦うのではなく、らいそのものと闘うところにある〉と述べた。[18] メキシコは、日本が「らい予防法違憲国家賠償訴訟」に国が敗北する四三年も前に、らい対策上の理念の一面において勝っていた。らいに限ったことではないが、「社会防衛」から「患者中心の医療」の転換について――。

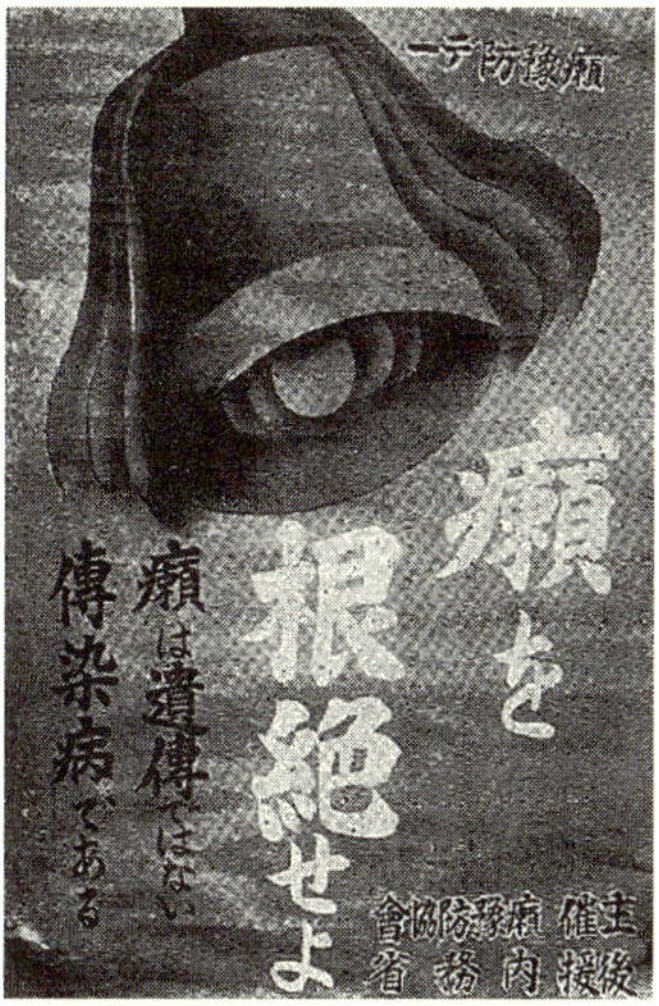

図 3-1　「癩予防デー」ポスター

これは1935年の「癩予防デー」(6月25日）のポスターだが、「癩は不治」の時代のことだから、見た人は「癩を根絶」とはすなわち「癩患者の根絶」ともとれたろう。問題は「癩」の一言の中に「それを病む人」の意味が含まれていることで、ポスターは全国の駐在所を通して公示されたとすると、日本人にはもともと「病とその病を病む人」つまり「病と人」とのはっきりした区別が疎《おろそ》かだったかもしれない。

根拠は、著しく進歩したらい医学の現状ということもあろうが、らい治療の主流が外来診療に転換しつつあるとき、国立療養所への入所第六条第二項の入所の命令、同じく第三項の強制などは実際問題として意味がなく、それがひいては予防法として体をなさなくなるところにあったのでは―。しかし現に療養所に入所して（させられて）いる患者にとっては、入所の経緯はどうあれ、消毒、廃棄、外出もしくは物件移動の制限といった恐怖の病

どうも日本人は（前の第七回国際らい学会議におけるメキシコの論しについて書く資格は私にないが）、病気や性格、民族や国などと人との峻別が本来難しいのではないだろうか。

観に連動する条項の削除は願っても、入所中の現状を揺るがすような法廃止は望まなかったろう。技能の複雑化する労働社会への適応、殊に高齢化による困難は明らかであり、現状での自立した社会生活は思いもよらなかったはずである。

17　同註3。「家族的療養所の建設」一二六頁。

18　成田稔「第七回国際らい学会議」『日本の癩（らい）対策から何を学ぶか　新たなハンセン病対策に向けて』明石書店、二〇〇九年、三八五頁。

四　日本の癩（らい）対策の無為な継続

四―一　日本の癩（らい）対策には「隔離が最善」との安易な受容

はじめに、第一回国際癩会議（一八九七年）の議事録[1]の中から、癩患者の隔離と隔離所についての発言を書き抜いてみる。以下（**小括**）は論議別総括、（**ハンセン**）はハンセンの発言、（**その他**）はその他の参加者のもの、傍線は引用者。

（**小括**）ハンセンはこの会議ではっきりと、癩の予防対策について政治家や法律家の衛生的愚挙を指摘したが、現実は医師全体を凌《しの》ぐ影響力を持っている。故に医師による科学的、理論的対応の緊要性を、国際的視野をもって果敢に討議されるよう望んだ。加えてメーメル地区での隔離の現状も踏まえ、癩患者に課せられた必要な予防措置を拒むときは、隔離の強制もやむを得ないだろうとした。

（**ハンセン**）この強制隔離に対する反対は甚だ人道的に聞こえる

1　柳橋寅男・鶴崎澄則「第一回国際らい会議」『国際らい会議録』長濤会（岡山）一九五七年、四頁。

が而し正しくない。腸チフス及びコレラに対して反対しないのと同様人々は又癩の際に臆病であつてはならない。病気の人間はそれを他の人間仲間に染す権利はない。患者は彼等の人権と共に義務がある。健康な人間は彼自身を感染させる事の出来る患者から身を護る権利がある。健康者を保護する事は癩患者に彼等の人間仲間を感染させるより遙かに人道的である。最悪な点は家族との隔離である。然し正に彼の家族に対する顧慮から、より良心的な患者は彼等から離れて行く。――又経済的な観点からも癩に対する予防を採用する事は有利である。（引用者中略以下同じ）統計的の方法で演者は幾許の患者が正しい予防によつて防がれるかを示した。癩の治療は現在尚少しも効果がないので隔離が実際的の方法として残されて居る。

（その他）我々は行政の助けによらなければならない。（中略）らい菌の病原的の意義は確実であり（中略）癩は疑もなく伝染性であるがその伝染性の程度は而し顕著ではないし又各型によって異なつて居る。体質は重要ではあるが伝染の可能性は而しいずれの場合にも存在する。又病変のない癩患者が彼等の周囲に非常に沢山の菌をまき散らす事も確かめられておりこれは鼻と口から体外に排出される。全ての癩患者を一つの規格に従つて取扱い隔離しようとすることは誤りである。家族感染は貧困と住居の狭隘、建物の欠乏と並行する。（引用者後略、以下同じ）

（小括）ハンセンの提言では、(1)すべての国々、即ち癩が地方病的に或は広く拡がつている所では隔離がこの疾病の蔓延を防ぐためには最上の方法である。(2)ノルウェーで行われている様に届出義務と隔離制度は総ての国で自主的に行い又充分な医師の数を推薦すべきこと。

（後略）

会議の結論として、(1)癩菌は真の病原である。(2)（引用者略）(3)癩は伝染病であるが遺伝性ではない。社会的の関係が悪ければ悪いほど周囲に対する危険性が大である。(4)癩は今日までこれを癒すあらゆる努力に抵抗した。従つて癩患者の隔離は、特に本疾患が地方病的或は流行病的に存在する地方では望ましい。ノルウェーにおいて隔離によつて得られた効果はこの方法の徹底を物語るものである。ノルウェーと似た関係の場合には癩患者の隔離は法律的の強制において遂行すべきである。

（その他）結節型は接触伝染性と考えるが知覚麻痺型は極めて稀か或は時として感染するものと考える。（中略）文化の程度の高い国民には随意隔離で充分であるが、文化の程度の低い場合、例えばロシア人では隔離は強制的でなくてはならない。

（ハンセン）癩の診断は完全に確かではない。

（ハンセン）移行型は複雑である。臨床観察には二つの型で充分である。即ち結節性及び知覚麻痺性癩の二つである。

（ハンセン）ノルウェーにおいては、隔離が行われる所では癩が減少し、これのない所では増加すると云う事である。（中略）又〔隔離の〕命令に従わないもの又従うことの出来ない者は強制的に官庁の決心によつて収容所に収容された。演者は年々自身で旅行して廻つて清潔と癩患者の隔離について健康者に講演した。癩患者は彼等が他の人達に危険である事を認めようとしない。従つて健康者に向かつて、これ等の者が危険を認識して癩患者を癩療養所えの入所を強制するように仕向けなければならなかつた。（中略）もし癩患者が家庭に居るならば彼等は自分の寝床と出来るだけ自分の室を決め、更に自分の食器をもつことが要求される。（中略）メーメルの患者を隔離すれば独逸における癩は間もなく片づくであろう。

第一回国際癩会議をはじめドイツからの医学的情報を、光田はドイツ語の自修を兼ねて洩らさず読んだという。そこで得た知識をめぐっての述懐を、光田自身の著作などから拾ってみる。

〈そのころ、医学界、ことに海外の学界に大きな問題としてベルリンの国際ライ会議のことが新聞雑誌に伝えられていた。近代医学の祖国としてのドイツからのニュースはドイツ語の勉強かたぐ〳〵も洩らさず読むことにしていた。それによるとドイツ東部のメーメルという地方に二十数名新しくライ患者が発生したが、原因を調べてみるとロシアに接しているリガ地方から雇われてきた女から伝染したということがわかつた。ドイツ、フランス、イギリスなどの文明国では殆《ほと》んどライはなかつたのに、同時に二十数名が発病したというので、これは大きな事件と見られたのである。（中略）ライへの対策がドイツで全国的な輿論となつた。そこでベルリンに国際ライ会議を開いてライをなくする手段を研究しようというのである。（中略）日本ではどこへ行つても人の集まるところにはライの乞食が群がつていて誰も不思議に思つていなかつた。恐れる様子もなく、遺伝だといつて一般社会はもちろん、医者でさえもかくべつ注意を拂つていない。（中略）「ライ菌は細胞の内にあつて核をおおつている」―ナイセル「ライ菌は細胞の間隙の中にあつて繁殖している」―ウンナ（中略）大学の主な学者にどちらが正しいのか意見を聞いてみたけれど、はつきり答えてくれるものがなかつた。それで私は、「これは自分で研究してみるほか、正しく知ることができない」と思うようになつてライ菌についての学問的な興味がわきあがつてきた[2]〉。

〈（その頃に、癩菌の顕微鏡所見を安達監事[3]と渋沢院長に見せ）このように、はつきりとした事実に基づいて、この養育院内でもライの隔離をしなければならないことを話したので、私の意見は用いられることになつた。それでとりあえず十二坪の伝染病室にライのものだけを隔離したのであるが、隔離病室であるから誰か医員が責任

2　光田健輔「はじめて見たライ菌」『回春病室』朝日新聞社、一九五〇年、四頁。

3　安達（安達憲忠）は一八五七年備前国出身、新聞記者として自由民

をもたねばならない。それで私が責任者となり（中略）その病室を「回春病室」と名をつけた〉[4]。〈（そこの）入院中の病者の話によると、全国的なライの分布や、生態についても非常に精密に聞くことができた。その実態がはっきりするほど、そのまま、放任しておけない気がして、勤務の時間の暇を見ては、ライが集団的に生活しているところを視察に行くようになつた。（中略）〉〈東京市周辺では（中略）何百という数になるのであつた〉[5]。〈まず乞食してさまようている街頭の病者を隔離しなければ、この病気はますます広く多くの人々に浸潤してゆくであろう。これはたんなる一介の医者として手の及ぶところでない。社会問題である。「この病気から国民を守るためには政治の力によらなければならないであろう」私は強くそう考えると、心のおくに燃えあがるものを感じた〉[6]。〈先隔《ママ》法を行うの適当なるは論を須《ま》たず（中略）然るに政府未だ癩離《ママ》隔の方針を執りたるを聞かず（中略）我東京市たる者宜しく先づ癩病隔離の問題に注目し、速にこれが適当の設備を施し以つて一には首都の体面を全うし、一には輿論の先鋒となりて政府をして本病隔離の大方針を確立せしむるの端緒を開くを要す〉[7]。

権運動に携わり、その後上京して一八八八年東京府に勤め、東京市養育院院長渋沢栄一の勧めで養育院監事となる。一九一九年、養育院退職。一九三〇年、死去。

4　回春病室の開設年は、註6の『回春病室』の中の「回春病室」（一〇頁）にははっきり記載されていないが、同著の「宗教的救済」（一七頁）の冒頭に、〈養育院でライを隔離したのは一八九九年（明治三二年）である〉としている。

5　同註2。「回春病室」一〇頁。

このような志向のもとに光田は、日本の癩患者総数を何ほどくらいと予測して、第一回国際癩会議の資料を読んだのだろうか。仮に数万を念頭に置いていたとしたら、その対応を隔離一辺倒で考えたのはおかしい。光田自身は、ハンセンをはじめ癩関係者の情報を知悉していたようにいうから、国際会議での討論を通じ、隔離の実施に医学的、社会的な配慮があってもよさそうだが、隔離（癩は不治とする終生隔離）を唯一最善とした、患者一人残らずという想定外の暴論だった。それは当時の医学界によく知られていた筒井八百珠《つついやおじゅ》[8]の、第一回国際癩学会でのハンセンの口演原稿、[9]あるいはメーメル地方での癩の蔓延《まんえん》[10]などの訳文や論文に、強調された隔離の効果にいたく共鳴したのか。もっとも「筒井」の名は、自著『回春病室』の中にはどこにも出て来ない。

いずれにしても、光田の癩患者隔離についての異常な拘《こだわ》りは、前に強迫神経症を考えたが、立場（管理者）上の行動からすると性格的にパターナリズムともいってよいかもしれない。実際に「相愛互助」のもとに療養所の患者を一大家族に譬《たと》え[11]、自らを家父長に擬《なぞら》えている。パターナリズムとは「家父長主義」をいい、要は家父長本

6　同註2。「宗教的救済」一七頁。

7　「癩病隔離所設立の必要に就て」藤楓協会編『光田健輔と日本のらい予防事業―らい予防法五十周年記念』藤楓協会、一九五八年、三頁。

8　筒井八百珠、一八六三～一九二一年。一八八九年東大医学部卒。一八九〇年、第一高等中学校（現千葉大医学部）教授。この年すでにドイツ医書の訳本『臨床医典』を出版し、これが医学生らの座右の書となる。一八九九年から二年間ドイツ留学、

人の意志とはかかわりなくとも、あくまでも家父長本人の功利的目的の実現に沿って、第三者である家族が意志決定をすることである。言い換えると、家父長の目的に従うのが正しいともなるが、「長島事件」（後述）にもそこがよく表れている。

四－二　「癩予防ニ関スル件」の制定、疎《おろそ》かにされた「患者は人」の倫理

癩に対する一般の嫌悪、忌避の心情は、一二世紀前半の成立とされる『今昔物語集』にあってすでに明らかである。日本の癩の流行は七世紀後半から八世紀前半にかけてだろうが、当初の「移る」（伝染する）という認識は、おそらく一世紀も経ずして消滅し、一〇、一一世紀ともなると神経型より結節型の醜悪さが目立ちはじめたろう。末梢神経障碍は末期的に結節型、神経型とも同じだが、結節型の結節多発その潰瘍化や瘢痕化などは〝人のものではない〟ような印象になる。そこを見た目だけに拘《こだわ》り、何がどうあろうと人は人という倫理を疎《おろそ》かにすると、第二三回帝国議会（一九〇七年）で

ミクリッツ、ナイセルに学ぶ。一九一三年、岡山医専学校長。岡山大学医学部創立に尽力した。

9　アルマウエルハンゼン氏述（筒井八百珠訳）「癩病患者ノ随意的或ハ強制的隔離」『医事新聞第五三〇号』一八九八年、一頁。この訳文の註に〈左ノ一篇ハ客年独逸国ニ開カレタル万国癩病会議ノ席上ニ於テ「アルマウエル・ハンゼン」氏ノ演述セラレシヲ訳出セルモノナリ〉とある。

10　筒井八百珠「癩病ニ就テ」『千葉医専校友会

の貴族院における「癩予防ニ関スル法律案」の審議の際、政府委員吉原三郎が〈（引用者前略）此病気ガ出マスルト大抵其土地ニ居ルコトヲ名誉ノ上カラ嫌ヒマシテ、乞食同様ニナッテ、出ル時ニハ無論、金ヲ持ツテ参リマセウガ、音信不通デ乞食同様ニナッテ、人ノ合力デ生活ヲシテ居ルト云フ者ガ多イ〉と述べたように、癩を病むこと自体が不名誉（つまりは人間軽視）であるかのように表現している。[12] 人権思想は大日本帝国憲法（一八八九［明治二二］年）にも導入されてはいたが、それは「法律の留保」つまり法律の範囲内での保障に限られた、「外見的人権」ともいわれる。

　大日本帝国憲法の時代の吉原の発言はともかく、その約半世紀後、「癩予防法改正促進委員会」が発足（一九五二年一〇月）して間もなく（当時の委員長湯川恒美によると一九五二年末頃？）のこと、多磨全生園に全国国立癩療養所患者協議会（全癩患協）を訪れた国立療養所課長尾村偉久は、「腹を立てずに聞いてほしい」と前置きして、次のような話をしたという。「あなた方は療養所に住む毒のないおとなしい蛇のようなもの、ただその姿の醜さを皆が嫌っている」[13]――「蛇蝎《だかつ》」とは人に忌み嫌われる譬《たと》えだが、比喩とはいえあまり

雑誌』二四号、一九〇三年、五六頁。同誌二五号、一九〇三年、四三頁。同誌三〇号、一九〇四年、三六頁。これらの論文では、メーメル地方の癩の疫学、治療院、同規則などが詳細に記録されている。

11　同註7。「家族的療養所の建設」一一六頁。

12　「癩予防ニ関スル法律案特別委員会議事速記録第一号」明治四〇年三月五日（『第二三回帝国議会貴族院委員会議事速記録』）。

13　成田稔「全癩患協から全患協へ」『日本の癩

にもあざとい。

　ハンセン病の時代に入った今どきでさえ、ハンセン病を病む人、病んだ人とのかかわりを、明確な意思を欠いたまま拒むらしく思えることは、それも高齢者ではなしに成年層にすらうかがえなくもない。これはたまたま国立ハンセン病資料館を訪れた看護学生に現在のハンセン病の実状や過去のらい対策の挿話などを混ぜた語りのあと、「私がハンセン病患者だったとして、もし貴女方の誰かに結婚を申し込んだとき、私に好感を持ってもらえたら承諾してくれるか？」と聞いても、頷《うなず》くような気配を感じたことはほとんどない。老人が何をふざけてという思いでもないらしく、しかもこの拒否的な心象は、誰かに教えられたというものでもないらしい。〈独自性の強いほど、イメージは心内固定が強くなる〉[14]ともいわれるから、中世あたりの古い癩病観、〈すべては前世、現世の悪業の因果応報としてきわめて当然のことであり〉その〈常識からすれば「当然の差別」であって、差別意識のない「無意識の差別[15]」〉が生来心中に刷り込まれているのだろうか。

　〈他の疾患に対する恐怖を一切ひっくるめても、なおハンセン氏

（らい）対策から何を学ぶか　新たなハンセン病対策に向けて』明石書店、二〇〇九年、三二八頁。

14　藤岡喜愛「イメージたちの総括」『イメージその全体像を考える』日本放送出版協会、一九八三年、一一一頁。

15　金井清光『中世の癩者と差別』岩田書院、二

病のもたらした戦慄《せんりつ》には及ばない〉[16]とは洋の東西を問わないが、ここでの戦慄《せんりつ》すべき苦悩とは、健康人を癩から守るという社会防衛の思想が、終生隔離して社会との交流を絶つことを正当化した妄想の犠牲をいう。こうして、何を病もうと、病がどうあろうとも、人は人の倫理を破ったのが、日本の癩対策の根源的な誤りとする所以である。それでもこの不当な国家的権力に抗って、人間性の不滅を称える声もあった。北條民雄の名作『いのちの初夜』には、〈人間ではありませんよ。生命です。生命そのもの、いのちそのものなんです。（中略）誰でも癩になつた刹那《せつな》に、その人の人間は亡びるのです。死ぬのです。社会的人間として亡びるだけではありません。そんな浅はかな亡び方では決してないのです。廃兵ではなく、廃人なんです。けれど（中略）僕等は不死鳥です。新しい思想、新しい眼を持つ時、全然癩者の生活を獲得する時、再び人間として生き復るのです。復活、そう復活です。ぴくぴくと生きている生命が肉体を獲得するのです。新しい人間生活はそれから始まるのです〉[17]。この文章が、リハビリテーション医療の「障碍の受容」や、終末期医療の「死の受容」の真髄を突いているとは、誰しもが感じ取れるはず

〇〇三年「仏教と差別」九頁。

16　ジョージ・ローゼン（小栗史朗訳）「ハンセン氏病（レプラ）――大いなる暗影」『公衆衛生の歴史』第一出版、一九七四年、三三三頁。

17　北條民雄「いのちの初夜」川端康成・川端香男里編『定本北條民雄

である。ただ「感じ取る」とは「自分がその身になってみる」ことだが、「死」とか「障碍」とか軽くいっても人それぞれにその受け止め方は異なる。現に生きている状況によって難しくもより難しくもある。私にそこを詳しく論じる力はないが、「死」も「障碍」もそれが終わりということでは決してない。「死を迎える」のも「障碍を持つ」のも、そこから新しい生き方を求める始点くらいに考えるに止める。

それにしても、こうした極限の苦悩に喘《あえ》ぐ人の心の中がのぞけたら、私たちはどのように応えればよいものだろうか。何もできないかもしれない。しかしその人の悲しみ、悩み、苦しみ、痛み、嘆き、怒りに、しっかりと耳を傾けることはできるし、あるいはそこに共感が持てるかもしれない。それには繰り返し言うが、癩患者の、癩は病気、患者は人、何を病みどうあろうと人は人と、病気と病人を厳しく分けることである。癩を忌むあまり、それを病む人まで卑《いや》しめたのが、日本の癩対策の最悪の欠陥であり、根源的な過ちだった。さらに癩を病む人を卑《いや》しめた果てに、わたしも同じ人という当然の理《ことわり》を無にし、すべてをよそ事（またはひと事、つまりは思いやりを欠

全集　上巻』（創元ライブラリー）東京創元社、一九九六年、七頁。

くこと）にしてしまった結果が、無謀な絶対隔離を半世紀以上にもわたって無人の曠野を奔るかのように、日本人は見過ごしてしまった。よそ事とは、自分はそのような病気になるはずがないという無関心にほかならない。

四－三　惰性的かつ無定見な隔離の継続

日本の癩（らい）対策の目的として、病苦と貧困からの救済を意図するところもないではなかったろうが、「癩予防ニ関スル件」の施行（一九〇九年）は路上の醜悪な患者の隠蔽が主であり、「癩予防法」の施行（一九三一年）は社会防衛のための絶対隔離（伝染源の絶滅）だった。「らい予防法」の施行（一九五三年）後もその基本を継続し、隔離優先（療養所中心主義）に終始した。ただ最終的に「らい予防法」は第一一条（国立療養所）と第四章（福祉）を除いてほとんど実効性を失っていた。遅れに遅れた「らい予防法の廃止に関する法律」の施行（一九九六年）とともに、一世紀にも近い隔離政策は呆気《あっけ》なく終わった。実際には化学療法の有効性が認められ、プロミン注射からDDS服用に移行する一九五五年あたりには、隔離優先の予防指針が見直されていてよかったが、中心的指導者と目されていた光田は、一九五七年に長島愛生園園長を退任するに当たって、〈最近は社会復帰推進の傾向がありますが、(再発を考えますと)余りいわれ過ぎているのではないでしょうか〉[18]といい、一九五八年の第七回国際らい学会議(東京)において厚生省医務局長小沢竜までが、〈日本の現在の患者数は一九〇四年の三万三九三名に比較すれば約三分の一に減少しており、平均年令も高年令になっているのは、らい流行期が極期を過ぎたことを示すが、在宅の未収容患者はなお相当数おり、これらが感染源になっているので早期に収容するのが望ましい〉旨のことを述べている。[19]

いずれにしても日本では、政官ともども、実効性のきわめて乏しい「らい予防法」の改正には理解は示していても、療養所中心主義の終焉を告げようとはしなかった。[20] ただ琉球政府は一九六一年に「ハンセン氏病予防法」を公布して外来(在宅)治療を開始し、那覇、宮古、石垣島に外来診療所を設置しており、また本土では藤楓協会が一九六三年に愛知県外来診療を開始している。[21]

18 DDS服用についての事項は、中村昌弘『癩菌と鼠らい菌』東海大出版、一九八五年「DDS療法」一八五頁、に詳しい。プロミン注射療法から、DDS内服療法への転換が、外来診療を容易にしたのはいうまでもない。

19 同註7。「退任の辞」六二九頁。

20 同註13。「第七回国際らい学会議」三八五頁。

21 外来診療については、沖縄県は、犀川一夫『沖縄のハンセン病疫病史―時代と疫学』沖縄県ハンセン病予防協会、一九九三年。愛知

それはともかく、日本の隔離だけを目的とした療養所中心主義について、厚生省の幹部職員の刮《かつ》目に値する発言も早くからあった。一九四八年一一月二七日の第三回国会衆議院厚生委員会での、委員外出席者厚生省医務局長東龍太郎が、癩の根本的対策の確立が議事に上ったときに答弁したのがそれで、〈癩というものは、普通の社会から締め出して、いわゆる隔離をして、結局その隔離をしたままで、癩療養所に一生を送らせるのだというふうな考えではなく、癩療養所は治療をするところである、癩療養所に入って治療を受けて、再び世の中に活動し得る人が、その中に何人か、あるいは何百人かあり得るというようなことを目標としたような、癩に対する根本的対策——癩のいわゆる根絶策といいますか、全部死に絶えるのを待つ五十年対策というのではなく、これを治癒するということを目標としておる癩対策というふうなものを立てるべきじゃないかと私ども考えております〉[22]とはまさに正論である。

隔離を唯一最善とした日本のらい対策も、一九四七年八月の栗生楽泉園における「特別病室」の、あまりにも残酷な処遇と人権蹂躙が明るみに出たことから、国会の場においてらい対策の是非が問わ

県は、厚生省医務局国立療養所課内国立療養所史研究会編『国立療養所史（らい編）』厚生問題研究会、一九七五年を参照のこと。

22　第五回国会衆議院厚生委員会議録第五号「第一類第九号」昭和二三年一一月二七日、二一

れ、前掲の東の答弁はその折のものだが、「特別病室」事件はその後のプロミン獲得闘争[23]など、熾烈な患者運動の起爆的な役割を果たした。

こうした激動するらい対策の渦中にあって、一九四九年五月六日の第五回国会衆議院厚生委員会において同じく東は、〈癩療養所というものを大体病院と考えることが、根本の間違いであります。癩の療養所は、とにかく今までの考えでもつてしますれば、これは病院ではないのでありまして、病院というならば病気を治療することを目的とする所であるのに、確実に治癒し得るという方法を持たずして患者を集めるということは、これは病院ではない。結局その病人を幽囚するというか、隔離する場所にすぎなかつたのでありますが、とにかく今日のごとく治療の光明が見えて来た将来におきましては、これが初めて私は病院、療養所という名にふさわしいものになると思うのであります。しかしながらその治療と申しましても、少くとも何年あるいは何十年を要するものでありますので、癩療養所をもつていわゆる病院というふうな考え方ではなく、癩患者の一つのコロニーと申しますか、一つの社会としてこれを盛り立てて行

六頁。

23 「プロミン獲得闘争」は、この実質的なリーダー湯川恒美の供述によるもので、「プロミン獲得促進運動」として成田稔『日本の癩（らい）対策から何を学ぶか　新たなハンセン病対策に向けて』明石書店、二〇〇九年、二九七頁に全体が掲載されている。

くべきだ。私もその通りの考えを持っております〉[24]。

東龍太郎は一九一七年東大医学部卒、一九三四〜一九五三年まで東大医学部薬理学教授、この間の一九四六〜一九五一年は厚生省医務局長を兼務している。医務局長として一九四九年に、日本のらい対策におけるらい療養所の位置付けについて、国会答弁の中で述べた意見は、おそらく欧米の医学雑誌などによるプロミンの画期的な効果を知ってのことで、ＤＤＳに変わってからの外来治療の有用性は知らなかったにせよ、単なる隔離所ではなく療養所本来の目的に目を向けたのは特筆される。それが翌一九四九年になって、医療中心から生活中心に考え方を変えたのは、多分、国立療養所課の担当技官らにらい療養所の実状を聞き、それならばコロニー的な機能を持たせてはどうかと、認識を改めたのではないだろうか。第三回国際癩会議（一九二三年、ストラスブルグ。この会議には日本の代表として光田が参加している）では、〈貧困者、住所不定のもの又は浮浪者並びに一般の慣習上住居に於て隔離することを得ないものは、事情により病院、療養所又は農業療養地に隔離して充分な治療を加えねばならぬ〉と決議されており、農業療養所は agricultural colony

24　第五回国会衆議院厚生委員会議録第十五号「第一類第九号」昭和二四年五月六日三四〇頁。

の訳だが、東はそのような国際情勢も知っていたのかもしれない。

それはそれとして、東が日本の癩対策を国際情勢その他を通して考えていたとすると、「癩予防法」の不当性を看破していて当然だが、一九四九年度の国立癩療養所所長会議において、「癩予防法ニ関スル件」の施行以来四〇年に当たり、変動した諸般の事情に応じた「癩予防法」の改正を示唆したとき、局長発言とあっては光田もさすがに黙殺するに止めたが、予防課長小川朝吉の〈「無癩県運動は今後とも展開し、門前収容は拒否しない。この点についてはGHQからも注意されている。そのためには、非常に軽快したものや神経型の古いものを退所させ、代りに重症なものを入所させてはどうか」との提案に光田は直ちに「そのような生兵法は大怪我の基だ。軽症な神経型で光田反応陽性であっても末梢神経に新鮮ならい菌が証明された症例があり、たとえ軽症患者であっても退所させてはならない。遺言として言っておく」と反論した〉[25]。光田はこの持論を、前述のように一九五七年の「退任の辞」にも臆《おく》することなく強弁している。ここに至っては、惰性的というより偏執的（面子とばかりはいえない）でしかない。

25 同註13。「一九四九年度国立癩療養所所長会議」二七六頁。

四－四　光田は癩（らい）の権威か

不治の時代の癩に対する一般大衆の思惑は、嫌悪、忌避、排除と一方的だった。そこを感知した患者たちは隠遁、隠匿、遍路、放浪などと心身ともに病む身をより傷める苦境に自らを追いやる以外になかった。このような状況を見聞している一般大衆にとって、隔離という対応は「恐ろしい伝染病」という不合理なキャッチフレーズに煽《あお》られ、むしろ当然な措置と受け取られたろう。ただ世間の嫌悪の目に耐えきれない思いの患者にとっては、隔離もささやかな安堵だったかもしれない。

何がどうあろうと癩は癩、その対応には隔離が唯一最善と盲信し、終生隔離を患者からの癩菌の証明一つに絞る無謀さも、恐ろしい伝染病の一言で正当化した光田を、多くの人びとが「癩（らい）の権威」として疑わなかった。これは権威が、無知な一般大衆によってつくられる一つの証《あかし》でもあった。また光田が自分自身を「癩の権威」と思ったのはいつからかわからないが、回春病院のハンナ・リデルが同院の経営難の打開を求めて、先ず光田（この一九〇五年当時は養育院医員、回春病室の開設は一八九九年とされる）に相談を持ち掛け、それを光田が養育院院長渋沢栄一に橋渡しし、これが銀行倶楽部での癩予防相談会につながった。そこに至った事情から光田は、日本の癩対策の幕明けを担うような自負を持っただろうし、加えて同相談会での当日の光田自身の招聘講演が『毎日新聞』紙上に掲載された（後述）ことなどもあって、日本の癩対策の第一人者のような自信を深めたにちがいない。

それよりもこの相談会で注意されるのは、内務省衛生局長窪田静太郎の「いずれ適当な時期に癩予防法案を提出する」旨の発言だが、これは内務技師野田忠広の起草にかかるものだろう。野田は一八九二年東大医学部卒、内外の衛生関係法規についての造詣が深かったようである。それからすると、光田が癩対策をどのように説いたにせよ、当時の学閥ないしは官僚意識をもってすれば、「光田風情に何が――」くらいにしかあしらわれなかったはずである。実際に、一九〇七年の第二三回帝国議会での両院の「癩予防ニ関スル法律案」の審議録[26]の中には、〈彼ノ御殿場ニ於ケル仏蘭西人ノ設立シタモノ（神

26 （一）衆議院議事速記

山復生病院、一八八九年設立）、若クハ熊本ニ於ケル英吉利ノリデル夫人ガ設立シテ居リマス収容所（臨時救護所、一八九〇年設立）、目黒ノ慰廃（院）（一八九四年設立）〉とはあっても、「養育院」、「回春病室」、「光田」などの固有名詞はない。余談だが、癩患者への精神的対応、所内作業（清掃、耕作など）また癩を患う受刑者の処置といったこともここではすでに論議されていた。

前に戻るが、癩予防相談会第一日の席上窪田が癩予防法案の上程をほのめかしたのは、一九〇二年の第一六回帝国議会に衆議院議員斉藤寿雄の提出した「癩病患者取締ニ関スル決議案」は成立しなかったものの、その提案理由から添付資料にいたるすべてが細菌学の泰斗北里柴三郎の手に掛かっていると知って、内務省衛生局も同様な衛生法案の国家主導を意識し、急遽試案の作成を企図したのは確かだろう。いいかえると、「癩予防ニ関スル件」の制定に、最も強い圧力になったのは癩予防相談会の存在ではなく、泰斗北里の無言の存在だったと考えたほうが当たっている。そこを光田は、〈結局この席上（癩予防相談会）で、ライの問題は外国の宗教家や篤志家だけにまかせておいてはならないという論が強く起つて来た。こ

録第八号（明治四年二月一七日）第三癩予防ニ関スル法律案（政府提出）第一読会（二）第二三回帝国議会貴族院癩予防ニ関スル法律案特別委員会議事速記録第一号（明治四三年三月五日）（三）第二三回帝国議会癩予防ニ関スル法律案委員会議事録（速記）第二回。

のとき窪田衛生局長は、この問題は三年前斎藤代議士から建議案が出ていて政府でも懸案になつている。それで近く法律となつてあらわれるであろうと、政府の方針をほのめかした。この会合はそれで終つたが、これら多数の有力な指導的人物が集つて、ライ問題についての意見をたたかわしたことははじめてのことであり、島田三郎氏などはその後機関紙上に一週間にわたってライ問題を連載論議するなど[27]、質からみても日本のライの歴史の上からはきわめて重要な意義をもつものであつた。「ライ予防法」がその翌年の国会に提出せられたのであるが、この会合がその法律案上程のために大きな圧力であつたことはいうまでもない〉[28]と自分勝手に結論している。

このように出足は順調に思えたろうが、実際に発足した癩療養所の患者収容数は、一九一〇年九四五人、一九一五年一二一四人、一九二〇年一三二四人と一〇年間に四〇〇人ほどの増加に止まり、その間に光田は全生病院長（一九一四年）、中央慈善協会主催の癩予防懇談会へ出席し「癩予防に就て」を講演（一九一四年）、「癩予防に関する意見書」[29]を内務省提出（一九一五年）、衛生調査会委員（一九一六年）、国立癩療養所設立地調査（一九一七年）、「癩予防に就ての

27　同註13。「島田三郎の『毎日新聞』への寄稿」一一二頁。

28　同註2。「尊き理解者」三一頁。

29　同註7。「癩予防に関する意見」六七頁。

意見書」を内務省提出（一九一九年）、癩予防要項（保健衛生調査会、一九二〇年）と癩対策の主役を演じているが、笛吹けど踊らずと苛立っていたことだろう。

はじめに、権威は無知な一般大衆のつくり出したもの（偶像）としたが、これではあまりにも言葉が足りないので、そこを補いながら光田の権威について考えてみる。まず光田と一般大衆との間の共通認識だが、それは癩に対する忌避的・排他的心情にちがいなく、恐ろしい伝染病、隔離こそ唯一最善の啓蒙が一般大衆の総意に叶った。否、叶ってこそ至当とする光田の過信が、実際面での至難な絶対隔離[30]という妄想を生んだ。もともと権威という言葉の意義に絶対はあり得ないから、最善には次善、次々善の思案を併う。隔離における開放性（伝染性）、非開放性（非伝染性）の選別、病院・療養所中心から外来診療所の併存などの構想は、疫学、心理学、社会学などの造詣の深さを要するし、それなくして人の癩の権威ではあり得ない。光田は、病理組織学の癩（らい）の権威かもしれないが、癩（らい）を病む人への対応の権威では決してない[31]。

30　「絶対隔離」という言葉がどれほど社会に広まったかは知らない。ただこれでは隔離がすべてであり唯一のものとして目的化されるから、庶民の恐怖、忌避を強く煽ったろう。（会田雄次「目的と手段の

四－五　光田を支えた権力構造

東京市養育院に癩患者専用の回春病室を設置（一八九九年）、全生病院院長（一九一四年）と、日本の癩対策の初期すでに、光田はそれなりの権威を自負していたろうが、当初から相応な権力を備えていたようでもない。それが日本の癩（らい）対策の基本原理でもある絶対隔離にとって、中心的かつ強力な権威者ともいわれるのは、渋沢栄一、安達謙蔵、高野六郎ら三人の協賛があったからこそではなかったか。以下これら三人の独自の動きではなく、三人が光田に繋《つな》がった流れとしてとらえてみたい。

まず渋沢が、癩とのかかわりで光田を意識したのは、おそらく多分に衝撃的だったに違いない。〈一人の少年がひどい結節ライになって送られて来た。聞いてみると彼は七歳のころから酒屋の小僧となってライを病む主人の家に住込んでいた。もちろん小僧であるから風呂に入るのも主人のあとからはいるのである。十二歳のころ小僧にも斑紋ができた。それから次第に病気が進んで主人と同じよ

錯誤」『表の倫理　裏の倫理―日本人的英知の再評価』ＰＨＰ研究所、一九七七年、一〇二頁参照。

31 「私は俊才ではない。ドンだ。しかしいい師に恵まれ、運がよかった。後は根だけだつた。運、鈍、根だ」とは光田の三男横田篤三の言（「父を語る」『愛生　一二巻二号』一九五八年、六四頁）である。いい師とは渋沢栄一だろうが、癩（らい）に関する国内的、国際的情勢に無関心なのは鈍そのものであり、根はまさに死に至るまで隔離最善

うに顔まで醜い結節ができて得意廻りもできなくなつて暇を出された。ほかで働くこともできなくなつたこの少年は乞食になつて東京に出てきたが浮浪者として警察から送られて来たのであつた。そのとき渋沢院長も来ていたので少年を見せて伝染の話をすると院長もはじめてライが伝染病であることを知つて驚かれた〉[32]。そこに渋沢にとっての少年の日の思い出〈（母の）お栄は生れつき慈悲ぶかく、人が困っているのを黙ってみていられない性質だった。「中ノ家[33]」の隣りに、お栄より少し年上の女の癩患者がいた。お栄は女が人に忌み嫌われるのを気の毒がって、よく物を与えた。そのお礼に女がボタ餅などをもってくると、うつるといけないという周囲の声をよそに、お栄は平気でそれを食べた。（中略）近くの井戸のその井戸水でたてた湯は万病に効くといわれ、多くの村人がその霊水を浴びにきた。ある日、お栄が近所のおかみさんたちと入浴していると、例の癩患者がやってきた。その女をみると他の者はみな気味悪がって逃げだしたが、お栄だけはひとり残り、彼女の背中を流してやったという〉[34]が重なったのだろう。もっともここでいう重なったとは同じような思いの重なりだが、これは渋沢の言わば勘違いであって、

の信念を変えていない。運、鈍、根とは癩（らい）医光田を最も端的に表しているかもしれない。

32　同註2。「回春病室」一〇頁。

33　渋沢栄一の生家、現埼玉県深谷市血洗島。

34　佐野眞一「勤勉と蕩の血」『渋沢家三代』（文

お栄のは情け心による癩を病む患者への手助けにしても、光田の救癩即隔離は功利的な心情に基づくものでしかない。おそらくこの勘違いが昂《こう》じたとともに、癩の疫学的実状に無知のまま光田の熱弁にほだされ、〈男が男に惚《ほ》れるということがあるが、わたしはいつのころからか、この光田君に惚れこんでしまった〉。こうして渋沢は光田の強い後ろ盾になったが、一八九七年の第一回国際癩会議の癩の予防には隔離が最善とする認識も、一二年後の一九〇九年の第二回国際癩会議においては、「癩は不治」の俗説の浸透を嘆き、さらに患者が自発的に受容できる生活条件での隔離を勧めており、絶対隔離による癩の根絶はすでに陳腐な所説になりつつあった。それにもかかわらず光田は、隔離こそ唯一最善との盲信を変えず、渋沢も当然なことに癩予防に関する海外の情勢に暗いまま、〈彼に頼みごとをされると、希望を叶えてやらずにはおられなくなるのです。どうか皆さんもわたしに免じて彼の事業を援助してやって頂きたい〉[35]。これは一九一四年に全生病院院長に昇任した光田を、半年ほどものちに渋沢が訪れたとき、施設の案内かたがた隔離の緊要性を聞かされたのに応えて、渋沢自らが会長を務める中央慈善会が主催し、癩

春新書）文芸春秋、一九九九年、一二三頁。

35 青柳緑「隔離への試案」『癩に捧げた八十年』（ポケットライブラリー）新潮社、一九六

予防懇談会を帝国ホテルにおいて開催した、その会合での冒頭の挨拶の一端である。会合には官学財政界の名士を集めており、その中で光田は「光明会」（救癩団体、不成立）の創設を訴えた。

それにしても、〈絶対的隔離に接近するに従がい新患者の発生を予防し得ること毫も疑いを入れざる也〉と幼稚な算術的効果を盲信し、その達成を目指すからには、所要経費の予算措置の権限を握る国家権力によるしかないのは自明だが、それが思い掛けないことから光田の望む方向に滑り出した。

全生病院創立二〇周年（一九二九年）式典に、渋沢は老軀に鞭打って参加したが、そのとき光田から救癩団体の設立を強く求められ、その旨を内務大臣安達謙藏に、生涯最後の奉仕と懇請したのが大きな転機になった。

〈当時子爵は既に実業の方には関係を持たなかつたのではあるが、国家への御奉公なら御断り致しかねるとて、いろ〳〵御配慮下さつたのであります。（中略）一昨年の夏（一九二九年秋）、私が浜口内閣の内務大臣の就任致して間のないこと、突然官邸へ老子爵の御訪問をうけたのでありました。其の時のお話は癩の問題でありまし

五年、八一頁。渋沢の光田に対する〈男が男に惚れる……〉とは惚れた欲目の意であって、相手を実際以上によく見る心情をいうとある。

て、子爵は涙さへ浮べて熱心に癩の悲惨なことを話された。殊に御自分が養育院で御世話された子供の一人が、その働いて居つた家の主人から伝染して癩に罹つて哀れな死を遂げた事実から、それが伝染病であることを知られたのであるが、世間にはそれが遺伝病と思ひ違へられて居るために、聞くに堪へない数々の悲劇が演ぜられて居ることを語られ、人道上は固《もと》より国民保健上からも此の儘に打ち捨て置く可きでないと強く主張せられました。（中略）（引用者註、そこで）言下に、「政府当局として必ず何等かの癩の対策実行に就て考慮致しませう。尚若し老子爵にして癩予防撲滅の国策遂行を促進する国民的機関の設立に御尽力下さるならば、私は喜んで御手伝をする」旨御返事申じたのでありました。（中略）然るに昨年の夏（一九三〇年冬?）私は宮内大臣から、畏くも皇太后陛下に於かせられましては、老子爵の此の計画を聞こし召されて御奨励のため特別に御手許金を御下賜下さるといふ御内意を受けましたので取敢へず老子爵をお訪ねして其の畏き御思召を御伝へ申したところ、非常に感動せられて予《かね》ての計画を進める決心をせられ、私もお約束に従ひまして、其の御実行に就て及ばずながら尽力を致すことになつたのであります〉[36]。

安達謙藏は大正から昭和初期にかけての政党政治家で、はじめ立憲同志会（のちに憲政会、さらに政友会と合流して民政会）の選挙参謀として大勝し、「選挙の神様」と評された話はよく知られている。一九二九年に民政党単独の浜口内閣の成立に尽し、安達は内務大臣に就任した。光田の懇請を容れた渋沢が、安達を訪ねたのはこのときであり、渋沢の熱意に痛く心を動かされただろう安達は、次のような大臣訓示を残した。〈癩病に至りましては、各種の疾病中最も悲惨なるものでありまして、国民保健上は勿論、人道上之を等閑に付し能はざるものなるを以て、之が予防撲滅に一層力を致すことゝし、曩《さき》に岡山県下に国立癩療養所を設置致しましたが、本年度に於ては、更に群馬県下に療養所を設置するの計画を立つると共に、癩予防法の改正を行ひ、民間に在りても癩予防協会設立せられて、本病に対する撲滅事業の遂行に努むる等、鋭意之が根絶を期せんとしつつあるのであります。幸に官民一致して之が予防撲滅に努めらるるに於ては、多くの歳月を要せずして、目的を達成し得らるることと考へますから、各位に於ても此の際特に一段の留意と尽力のあら

36　安達謙藏「渋沢翁と国民保健」協調会編『故子爵渋沢栄一翁追悼講演録』協調会、一九三二年、二二頁。

んことを切に希望する次第であります〉[37]。

このあと厚生省が新設される（一九三八年）までの内務大臣訓示のうち、癩の予防撲滅、癩予防協会の設立など、これらの行政指針は、〈光田の要請を容れた渋沢の建言と安達の施政によって〉絶対隔離の国策化[38]を明確にすることになった。こうした渋沢、安達という予想外の大きな権力に支えられた光田が、入所患者定数を無視して過剰な収容を強行したのが長島事件であり、〈後から後から押掛けて来る患者を収容する〉にも〈物価騰貴と相俟て破綻を生ずるに至るであろう〉[39]としながら、〈定員以上入れるから困るのである。定員だけで止めておけばよいではないか〉との大蔵省の言い分は認めつつも、〈伝染病者が門前に来ているのに棄てておけないではないか。ほかの病院は知らず、伝染病院に定員など決まつているのが間違いである〉と急性、慢性の見境もつかないようなことをいい、後で〈追加予算が支出せられるようになったので、この問題は解決した〉[40]とまるでよそ事のように決りをつけてはばからない。（一九三六年八月の事件当時は定員八六〇人に対して二七三人超過していたが、事件後の一一月に定員は一二〇〇人に改正された。官制無視の光田の思い

37　「六一　安達内務大臣訓示要旨」大霞会編『内務省史第四巻』原書房、一九八〇年、四七八頁。

38　絶対隔離主義を容れた癩予防法の施行年は一五年戦争の開戦年に当たるが、この戦時体制下の富国強兵の国策も癩撲滅の目標を後押ししたことだろう。

39　光田健輔「五周年を迎ふ」『愛生五巻十一号』一九三五年、三頁。

40　同註2。「長島事件」一六三頁。

上がりに、内務省も対応に苦慮しての異例の増員だったろう）。

長島事件も畢竟《ひっきょう》は絶対隔離への執念による独善的な違反行為だが、そこに至るまでの絶対隔離完遂をもくろむ光田の言動は、本人はたとえ正義と自認していたにせよ、官民の巨頭を巻き込んだ幻想的権力の乱用でしかない。しかも光田は、おそらく本来の野望達成（絶対隔離の完遂）にただ忙しく、自らを家父長に擬《なぞら》えたパターナリズム（前述）のもとに、ここを「楽土」たらしめんとした心情はむしろ異常であり、患者に対する思いやりにも家父長の功利的目的に沿うか沿わないかの、はっきりした裏腹の違いがあったのではないか。

〈事件直後、心にもない争議に引き入れられた多くの善良な患者たちの中には指導者に強い反感をもつものがあり、その首謀者が二人とも不思議な病変を起こしたので偶然ではあつたが関係者は非常に強く感動したようであつた。そのうちの一人は事件解決後数日して俄かに苦悶をはじめ、あわてた病友たちの看護の効なく七転八倒の苦しみのうちに息が絶えてしまつた。患者の間ではどうして死んだのか原因についていろいろの噂を生んでいたが、多くの患者をあざむいてストに引き入れて苦しめた天罰だというものが多かつた。

しかし事実は平生心臓弁膜症であつた彼が発作的に脳栓塞を引き起こしたのであつた。それに前後してストライキのもう一人の幹部の男は呼吸がつまつて死にそうであるから気管切開をやつてくれといつて来たので、医務課長の田尻君がみると何でもない発作であつたので切開するまでのこともなく注射したらようやく生き返つたといつて帰つて行つたが、何か異常な恐怖感からきたものであろう。甚だしい例はこのようなものであるが、みんな多少後味の悪いものが永く残つていたようである〉[41]。施設の管理責任者（園長）が、収容定員の二七〇〇人超もの患者を承知で受入れたのは、狂気の沙汰としかいいようがないものの、それを人道的と正当化するのは、渋沢、安達らの後ろ盾を意識しての驕りだろう。それにしても、これだけ自意識過剰な園長と闘うのは、どれほど精力を傾けたことか。その患者が精神的疲弊もあって倒れたとき、いかに意に添わなかったにせよ、右のように光田は「様ぁ見やがれ」の思いを滲ませたのだろうか、読み方を誤っていなければ——。

私はらい療養所に四〇年近くも勤めはしたが、患者の身になったつもりではいても、中に住んでいたわけではないから、実際はどう

41　同註2。「長島事件」一六三頁。

なのか何も知らないが、ここは「思うに任せない縛り」「広いようでいて非常に狭い世間」――つまり「楽土」どころか、「住みにくい場（苦界）」のようにも思える。しかしここの外は、癩（らい）を病むものにとって、偏見と差別の敵地なのである。この「えせ楽土」と「敵地」の狭間を想定して、なにがしかの住みよい自由を求めたのが、長島事件の一面、否、すべてだったのかもしれない。

光田の無謀な思案である絶対隔離に、前述のように国策として幻想的権力を与えたのは、渋沢であり安達であったのは確かだが、光田の思念は「絶対隔離」「無癩国日本」と社会防衛に徹していたのに対し、渋沢・安達らのそれは光田とは違い患者の悲惨な現実からの救済という面も強かったにはちがいない。

どちらにしても渋沢は癩予防協会の初代会長として設立当年に没したが、光田の独善的かつ不当な絶対隔離を、癩対策の国際情勢に疎い政官が盲目的に、国策としていつしか軌道に乗せてしまった。

――〈隔離だけでは不可《いか》ぬといふ先程からの太田氏からの御意見、或は将来の癩予防政策を変更せねばならない時が来るかも知れない。唯衛生局としては大体光田派で、セグレゲーションの方向に進んで来てゐて隔離所の病床を増して行けば片が附いて行くと思つてゐる〉。この談話は、〈どうも光田氏から話をきいてゐる人達は、（癩は）なおらぬといふ確信があるようである。或は療養所に収容されてゐる人はなほらぬ人が多い。なほる程度の人は療養所に行かぬ者が多い。セグレゲーシヨンだけが絶対の道ではない。セグレゲーシヨンする質のものとせぬ者との二つに分けねば考へられぬ、健康な人、栄養の善い人には仲々うつらない。十数年雑居して居る様な場合にも、伝染せぬ或種の癩は絶対に伝染せぬと自分は信じている〉[42]という光田の絶対隔離を批判した太田正雄（当時東北大皮膚科教授）への高野六郎[43]の反論で、一九三三年の第六回日本癩学会におけるMTL主催昼食会でのことだった。このとき高野は内務省衛生局長だが、既定路線での局長の権限は極めて強い。

ともかくも、光田に惚《ほ》れたという渋沢、渋沢の涙に感動した安達らが、光田にとっての権力的な後ろ楯になったのはわかるにしても、公衆衛生専攻の高野の光田賛美は癩予防の時代の波に翻弄されているようで、「癩予防法」の制定（一九三一年）を、〈癩の病毒伝播の惧《おそれ》があれば如何なる患者をも強制してでも療養所に収容し得るやうにし

42　成田稔「おわりに――不可思議国の探検者」『ユマニテの人　木下杢太郎とハンセン病』日本医事新報社、二〇〇四年、二六〇頁。

43　高野六郎、一九〇九年、東大医学部卒。一九一四年、北里研究所副部長。一九二〇年、慶応大学教授。一九二三年、内務省衛生局予

たのだから、茲に始めて名実倶備した癩予防法となつた〉とする一方、〈日本の癩は近時著しく減少せんとしつつ〉あり、〈大体の観測では毎年一％位づつ癩患者が減つて行くやうである〉といい、〈癩は容易に根絶し得る病気で〉〈癩は最も低劣醜悪な国文化欠度なのである〉として、〈欧洲の癩は水道と石鹸で追ひ去つたと云ふ説がある位〉で〈日常生活の改善せらる、ならば其が癩予防の上に多大の効果を来たす〉と正論を述べるかと思えば、〈癩予防根絶の根本策は患者の隔離である〉[44]と学術的持論は揺れていたのかもしれない。さらに、〈癩の仕事の中心点は療養所であります。療養所の中心点は云ふまでもなく患者諸君であります〉[45]ともいい、癩の仕事、つまり癩予防対策の中心点が療養所とはわかるが、療養所の中心点が患者諸君とはよくわからない。もちろん患者中心の医療をいうのではなく、社会防衛のために療養所の中に閉じ込められている犠牲を称えたつもりなのだろうか。

〈……東村山へ見学に行つて初めてらい患者を（引用者註、本格的に）見た。その時に光田先生の患者の見せぶり、われわれ見学者に見せて下さる患者を親身に身内のように扱うと、いやこれはこの顔

防課長、厚生省予防衛生局長を歴任。一九四二年、退官。一九四〇年、癩療養所一万床整備、本妙寺癩部落解放。一九四一年から翌年にかけての草津湯の沢部落解放、退官前の在宅患者約五〇〇〇人の収容を計画など。いずれにしても、癩療養所の運営企画に、局長、課長らが強い権限を持つのはいうまでもない。

44　高野六郎「癩の根絶」『公衆衛生四九』一九三一年、一〇頁。

45　高野六郎「有難い仕事」『山櫻十五巻十一号』一九三三年、一頁。

がこうでこの点がどうなつたというようなことを遠慮もなく手で触つて、その手であまり消毒もせぬうちに自分の顔の辺をなでるのではないかという位に、いかにもわれわれは大学の講義において土肥先生かららいの話を聞き、それから伝研において北里先生かららいのお話を聞いたが、らいはこわい伝染病だということが第一のインプレッションとしてもつておつたのに、光田先生は恐れておることは恐れているだろうと思いますが専門家だから、少しもこわがらない。患者をして病気にかかつたことをあえて心配させないようによくとりあつかわれる。とにかく光田先生がいれば日本のらいは相当うまくゆくだろうという感じがしたのです。……（引用者註、全生）病院へ行つて伺つたのですが、ここは病院ではないのですということを、確か標識の棒くいで見たような記憶があるのですが、これは光田先生のお言葉で聞いた方が確かかもしらんが、これは療養村だと、つまり患者も職員も一つの村に住んでいる。ことに患者というものは一つの家族なのだからお互いに助け合つて患者を日本から少なくしてゆくのだと、こういう精神だと、大家族主義とでもいうのですか。そういうことを聞きましてこれもまことにけつこうなことであるとこう思ったのです〉。これら前後の文章は、高野六郎のものである。[46]後文は光田の持論[47]への賛辞だが、前文の癩菌恐怖症ともいってよい光田の、医療者や患者を引き付けるためのいかにもわざとらしい仕種が何か疎ましい。

ともかく高野は、光田の絶対隔離を批判できる知識を持ちながら、これも宮仕えと割り切って患者隔離の強行を、「癩予防法」に基づく国策の推進こそ先決と考えたのかもしれない。光田を癩（らい）対策という国策の権力の座に、押し上げたのは渋沢、安達、高野らだったろうが、いつか光田自身も普通の人情としてその座にいた（つもりだった）に違いない。光田は一九三一年に長島愛生園を退官し、後継の高島重孝にも権力者としての雰囲気はあったものの、隔離を最善とする偏執さを継ぐものではなく、光田の死（一九六四年）をもって旧来のらい対策の幕は引かれたはずだった。確かに隔離の実施は緩み、らい療養所自体も、医療、介護施設として改善され、社会からの孤立も漸次開放されたろうが、本質的な変化がもたらされたわけではない。それが「ここで死んでもらえばいい」らい療養所本来の目的を、敢えて口にはしなくとも実態を変えなかったからで

46　「思い出を語る」多磨全生園『創立五〇周年記念誌』（一九五九年）、八〇頁。

47　高野六郎「家族的療養所の建設」藤楓協会編『光田健輔と日本のらい予防事業』一九五八年、一二六頁。

ある。はっきりいえば、光田のいうまやかし（日常生活面で）の「楽土」を目指すかのような対応に、光田以後も終始してしまった。そのあたりは「らい予防法の廃止に関する法律」（一九九六年）の第二条「国は、国立ハンセン病療養所（前条の規定による廃止前の「らい予防法」［以下「旧法」という］第一一条の規定により国が設置したらい療養所をいう。以下同）において、この法律の施行の際現に国立ハンセン病療養所に入所している者であって、引き続き入所するもの（第四条において「入所者」という）に対して、必要な医療を行うものとする」に明らかである。

日本の癩対策の歴史では、登場する人物のかかわりを単なる資料として並べるのではなく、その人なればこそという意味での資料の人間化が何より肝要ではないか。そのあたりが疎かにされると資料は形骸化しかねない。それは対策そのものが医学の規範からあまりにも離れすぎ、一般的な認識では律しかねるからでもある。もっとも世間のしがらみ（いわば無意識的排他的偏見）を生きる手立ての人間化は、今もこれからも多分現実には見過ごせまいが、関連するいくつもの記述からそこをよくわかってほしい。

五　日本の癩（らい）対策

その過ちの責任を問う

五－一　日本の癩（らい）対策についての私たち個人の責任

人は誰でも、ある事態を見聞きして「そう思う（考える）ことの是非」「それを言葉にする（口にする）ことの是非」「言葉を行為に移すことの是非」をどう判断し、決断するかによっては責任を問われる。まずはこのような意味での責任について考えてみたい。

無謀な絶対隔離を意図した日本の癩（らい）対策について、その首謀者である光田とそれを国策として推進した政官の責任が問われるのは当然にしても、そのあたりを私たち国民が、どのようにとらえていたかとなると得心の違いには時代の変化もあろう。ちなみに日本の癩（らい）対策に関する著作には、オカノ・ユキオ（「第一回国際らい会議の我が国への影響」[1]「らい予防事業史」[2]「戦後らい予防事業史」[3]「国際ライ会議と社会復帰論議」[4] ほか）[5]、山本俊一『増補日本らい史』[6]、藤野豊『「いのち」の近代史』（「民族浄化の名のもとに迫害されたハンセン病患者」）[7] の三大著作がある。さらに旧日本植民地に限れば、藤

1　オカノ・ユキオ「第一回国際らい会議の我が国への影響」その一〜一一『愛生』一九六

野豊『「いのち」の近代史』[8]（「植民地・占領地のハンセン病対策」）、滝尾英二『朝鮮ハンセン病史　日本植民地下の小鹿島』[9]などがあるが、いずれも予防医学上の学術的過誤は指摘していても、その間の医学の長足な進歩をよそに、何故に九〇年近くも改められなかったかは問題にしていない。いうまでもなくこの誤った対策は、「らい予防法の廃止に関する法律」の制定（一九九六年）まで継続され、二〇〇一年のらい予防法違憲国家賠償請求訴訟の熊本地裁一審判決によって、ようやく誤りの本質が暴露され憲法第一三条（個人の尊重と公共の福祉）への違憲性を指摘された。光田はもちろんそれを知らぬまま、憲法公布（一九四六年）後の一九五七年の長島愛生園園長退任の辞に、入所患者の社会復帰を牽制しているが、社会防衛と感染の過大な危険視からの隔離中心主義を、果たして素直に過失としてのその責任を受け入れたかどうか。言い換えると、光田が多分好んだだろう「恐ろしい伝染病」を死語などと思うはずもなく、社会の福祉（狭義の衛生環境）を守るのが先くらいに思っていたのでは――。改めていうが、尊重されなくてはならない個人の中に、ハンセン病患者も含まれることを熊本地裁の一審判決は教えているの

一年四月号～一九六二年二月号。

2　オカノ・ユキオ「らい予防事業史」その一二～一九『愛生』一九六二年四月号～一九六三年二・三月号。

3　オカノ・ユキオ「戦後らい予防事業史」I～IX『楓』一九六一年三月号～同年一一月号。

4　オカノ・ユキオ「国際ライ会議と社会復帰論議」一、二『楓』一九六三年七、八月号。

5　オカノ・ユキオ「長島事件」その一～三『愛生』一九六〇年一一・一二月、一九六一年三月号。「戦後らい予防

である。今もおそらくほとんどの日本人が、意識的か無意識的かは別として、ハンセン病患者に対する忌避的排他的心情をあからさまにはしないまでも、本音の中に潜めていると案じながら改めて私たち一般の責任を思う。

〈(引用者前略) 牢獄を背負つて歩いてゐるやうなものです。かつて親しかつた人も、病院(引用者註　全生病院)にゐた頃に同情を示してくれた人もみな敵です。敵は自分の体内にゐるといつた兄のお言葉も正しいが、しかしまた体外にもゐるのです。内も外も、みな敵ばかりです。癩者はボロ靴のやうに療養所といふゴミ箱に捨てるのも人類の正しい発展となるのでせう。自分がボロ靴であることを意識しました〉[10]。

これは北條民雄の随筆「外に出た友」の、その友からの予期されたような来信だが、まるで腹を空かせてうろつく犬でも追い払うかのような仕種に、立ち竦《すく》む癩を病む人の思いがよくわかる。それでもこの友は、かつての交友に一縷の望みを託していたのだろうが、その思いはいざしらず、癩を病んだ途端にすべての絆が絶たれるのである。それは死を意味することにも通ずるから患者は癩の告知を

事業史X　竜田寮児童通学問題」その一・二『楓』一九六二年四・五月号。「外島事件」『楓』一九六二年一〇月号など。

6　山本俊一『増補日本らい史』東京大学出版会、二〇〇〇年。

7　藤野豊「民族浄化の名のもとに迫害されたハンセン病患者」『「いのち」の近代史』かもがわ出版、二〇〇一年。

8　藤野豊「植民地・占領地のハンセン病政策」(『「いのち」の近代史』所収)

9　滝尾英二『朝鮮ハンセン病史日本植民地下

宣告というが、これは医術の未熟な時代の癌《がん》についても同じだった。そのために医師は有効な治療がないときは、癌では病名を伏せたが、隔離を最善とする癩はむしろ明かした。癩の告知を受けて、自殺を意図しなかったものはいないという。

　癩という病気の過去における現実を聞けば、誰しもが、「かわいそう」「ひどい」「気の毒」などと憐れみの言葉を心の中でつぶやくだろう。仮にこの患者が親友や肉親だったとして、絶対隔離の当時では心のつぶやき以上に救いの手は差し出せなかったにせよ、相手の思いがわかるのであれば労りの眼差《まなざ》しくらいは送れたのでは——。印欧語の responsibility（責任）という語は、相手の呼び掛けに応ずる意だが、絶対隔離の犠牲になった人々に、さきのような思いやりの眼差しくらいは私たちは送ったろうか。それどころか、当然な処置として嫌悪のもとに傍観したのではなかったか。

　何がどうであろうと、生涯の生き別れという悲劇は、誰にでもわかっていたはずだろうし、そのときの患者の気持ちに共感できれば、患者の立場に立てた（役割取得能力）[11]に違いない。私自身の責任を棚上げにしての物言いだが、すべての日本人がそのあたりを自省し

の小鹿島』未来社、二〇〇一年。

10　北條民雄「外に出た友」川端康成・川端香男里編『定本北條民雄全集下巻』東京創元社、一九八〇年、七〇頁。

11　菊池章大「思いやりの心」『思いやりを科学する—向社会的行動の心理的スキル』川島書房、一九八八年、七九頁。

ない限り、ハンセン病の偏見を正すのはおそらくむつかしい。なおresponsibleを責任とするのは誤訳で、「答えを必ず返すように努める」『答えをもらうまでねばる』としたほうがよいのではないかという見解もある。[12]

詩

〈宣告の手記

──あなたはレプラです
といわれたその一瞬
硝酸をあびせられたように思った

私の二十五年の歴史の
全リズムが
果てしもない奈落に
頭蓋骨を粉々にくだかれ
心の水銀が

12 尾形尊信「Responsibleとは」『英語の誤訳─開国が生んだ言葉の誤解』(丸善ライブラリー)丸善、一九九八年、一六頁。

無限のかなたに飛び散ったかのように思った

あの激しい戦場で
すこしもひるまなかった私が
今　恐怖と絶望のどん底で
こんなに青ざめなければならない

パーヴに電車が走り、
ネオンは輝き
人は流れている
が　もう私とは遠い
妖婆は異様に叫び
私を追い立てる
あたりは
無数の癩菌が
爪をかざし
ガッガッ牙をならし

私の肉体に這っている
医務室の古棚の上にある
ぞっとするようなライの標本が
私に迫ってくる

ああ　いやだ!
私一人がレプラなんて　とても耐えられない
みんなレプラになれ　みんな

私はどうすればいいのだ
もう私の皮膚の下では
底設導坑を穿っているのだ
明日にでも
あの戦慄的なバラのような結節が
火山のように爆発するのだ

ああ　それでも私は

この肉体の中に
自分をゆだねて
深淵のなかで呼吸しなければならないのか[13]〉

この詩の中の〈みんなレプラになれ　みんな〉は鋭く胸を突く。レプラとの診断のあと、怒濤のように襲いくる衝撃と戦慄に続いて、絶望と苦悩にさいなまれ、怨恨と憤怒の果てのこの呻《うめ》きに、私たちはどう応えたらよいのだろうか。私には返す言葉がないが、その気持ちをうかがう共感はある。みんな同じようにレプラになれば、差別も排除もなく、平等と平和のまさに「無何有の郷」だろう。〈みんなレプラになれ　みんな〉を、呪いではなく「何を病もうと人は人」「あなたと私も同じ人」という共感への諭しとして聞きたい。

確かに日本の癩（らい）対策は無人の曠野を奔るかのように進んだ。わかっていたかのように書いているが、多磨全生園に奉職中は、いささかの知識を持ちながら自らを怪しむこともなかった。まさしく私は、この無人の曠野の中にいたのである。成行きにただ任せたまま――。

13　重村一二「宣告の手記」大江満雄編『いのちの芽』三一書房、一九五一年、一八〇頁。

ここに書き並べたのは、この愚かしさ故の学びであり、ハンセン病を病む人も人は人と知ったとき、国立ハンセン病資料館はハンセン病を超えてもっと広く、病に苦しむ人を癒す人、看取る人々にとって学びの場であり、安らぎを願う人に対する責任を考える場とも惟《おも》うようになった。

五―二　癩（らい）に対する偏見・差別の血族的な拡がりについての責任

実際には不可能な絶対隔離の完遂を期するあまり、「恐ろしい伝染病」と伝染性とも病状ともつかない癩（らい）の虚像を言い募って、人びとの癩（らい）に対する嫌悪、忌避、排他の心情を煽ったから、患者は結局のところ療養所以外に行き場を失った。

そこにもってきて、癩（らい）の伝染機会としては乳幼児期の患者との濃厚な接触（授乳、添い寝、抱擁など）が重要であり、勢い家族内伝染が目立つことから、いつしか「遺伝する伝染病」のような奇怪な二重病観が生まれた。ハンセン病の現在の社会常識からそれを口にするものはないが、「遺伝まがいの厭な病気」という観念は、本音の中に隠しながら根強く残しており、結婚問題などに絡んで「理屈ではない」とばかり破談に至る場合を今も聞く。もっともこのような偏見を醸し出した歴史は古く、無住道暁『沙石集』（一二七九〜八三年）、梶原性全『萬安方』（一三一五年）、『しんとく丸』（正本は一七四八年）などは癩を親から子に受け継ぐかのように述べており、そこにイエ、血筋、世間体といったことが絡み、癩（らい）患者その人ひとりに止まらず、家族はおろか親族までが胡乱《うろん》な目を向けられかねないことにもなった。これが現在に至ってなお尾を引いているのである。

何度もいうが、日本は今や、ハンセン病の年間新患者発生数はほぼゼロの状態になった。それは絶対隔離によって感染源が絶えたのではなく（もちろん絶対隔離そのものは未完に終わっている）、化学療法によってすべてが治癒した（化学療法の中の一剤リファンピシン六〇〇ミリを一回服薬すれば、数日のうちに菌は増殖性を失い、それが感染しても発病には至らない）からでもない。実際は日本社会の総中産階級化などといわれるように、日本人の文化的生活水準の向上が直接的な理由である。はっきりいって、「日本人はハンセン病を病まなくなった」と言い切ってよい。ハンセン病の血筋のような考え方は、もはやナンセンスなのである。

ハンセン病の社会的常識がここまで変わった（変わらなくてはならなかった）ときに、軽症な斑紋型の高齢の女性が、ハンセン病に対する衆人の忌避的感情をめぐる家人の悩みを消さんものと自らの命を絶ったとは痛まし過ぎる。ハンセン病の社会啓発を担う当事者がらいを伝説のように思い込む現状を、猛省しなくてはならない時は今なのである。九一歳の高齢な女性が、ハンセン病という「普通の病気」を患ったが故に、恐らく体の不自由をおして縊死を遂げた現実を前にして。[14]

繰り返し繰り返し言う。かつての癩（らい）対策の時代に、「恐ろしい伝染病」の「恐ろしい」については多分その思い（語感）を弱めていったろうが、「厭わしい」「忌まわしい」といった思いは引きずっている?のではないか。ハンセン病は「普通の病気」という常識から外れるのは私たち自身の問題であり、そこがわからない、否わかろうとしないのも私たち自身の責任である。次項をわかりきっ

14 内宮礼嗣・島田洋子・川畑久・神崎保・吉井恵子「ハンセン病は終わったか—ある悲しい報告」『日本ハンセン病学会雑誌六九巻一号』二〇〇〇年三月、四四頁。

たことといわず改めて読み、皆が「バカにするな」と怒るなら九一歳もの老女の自殺はなんだったのか。

五－三　一般的な社会はハンセン病についていかに無知か

はじめに結論をいうのもおかしいが、ハンセン病について一般の人々のもつ知識は、極めて乏しいといってよく、そこを補いたいと思うほどの関心もないまま何かのきっかけがあると、無知をよそに感情（特に忌避感）剝《む》き出しの反応を示す——といってあまりまちがってもいないだろう。この典型が黒川温泉ホテル宿泊拒否事件（二〇〇三年）だった。[15]

ホテル側の宿泊拒否の理由は、患者と幼少児との混浴は感染の危険があるということらしいが、まず患者は回復者であって普通の人でしかないから的外れもいいところだし、万が一ハンセン病治療中の患者としても、現在の化学療法なら開始して数日のうちにいわゆる感染源としての意味をなさなくなる。しかしこのあたりからホテ

15　内田博文「第一〇章　アイスターホテル宿泊拒否問題」『ハンセン病検証会議の記録検証文化の定着を求めて』明石書店、二〇〇六年、四六八頁。

ル側の非を責めるのはむつかしく、たまたま拙著をたとえ日本人のあまたの人に読んでもらえたとして、ホテル側を「バカな奴ら」といえる人がどれほどいるだろうか。

一九九九年に制定された「感染症の予防及び感染症の患者に対する医療に関する法律」には〈わが国においては、過去にハンセン病、後天性免疫不全症候群等の感染症の患者に対するいわれのない差別や偏見が存在したという事実を重く受け止め、これを教訓として今後に生かすことが必要である〉と明記されている。[16]とはいうものの、日本の現在のハンセン病新患者年間発生数はほぼゼロの状態であり、現に治療中の患者がいたとしても、すべて外来診療で日常生活は平常通りでよく、化学療法が適切に行われていれば、後遺症を残すことなく確実に治癒するとなると、ろくに過去（隔離の時代）の悲哀を知らない一般市民の関心など惹きようもあるまい。それでも、「らい予防法の廃止に関する法律」の制定（一九九六年）やらい予防法違憲国家賠償請求訴訟の国側敗訴（二〇〇一年）などを契機に、らい対策（一九六〇年以前）の語り種を聞く会が、多くは一〇〇人規模ぐらいまでの集会形式で開かれたり、それにかかわる著書も出

16　感染症の予防及び感染症の患者に対する医療に関する法律（いわゆる感染症新法）の制定（一九九九年）当初に出版された参考図書による。「「らい予防法」について」『感染症新法のてびき』医歯薬出版、一九九九年、七頁。概略は、一．国の義務は、

回ってはいる。[17]しかしそれぞれの関係者の尽力はともかく、絶対隔離を目指した癩予防協会ほかの活動とは、比較になるまいし、「ハンセン病は普通の病気」「誰とでも同じように付き合える」と声高に言ってみたところで、「厭な病気」という思いからただ聞き流すのがオチだろう。「厭な病気」という思いがあるなら、「普通とは？」「付き合い方は？」とか、やかましく聞き返すのが当然だが、「厭な病気」という思い（本音）は隠したまま聞くのでは、本気ではなくよそ事のようにしか聞くまい。これではどうしようもないと投げているわけではない。この現実を社会啓発の出発点とし、自らの一方的な語りかけに満足せず、「聞く人に聴く」ような語り口を考えてみることである。黒川温泉ホテルの女支配人の弁明や対応をただ非難するのではなく、その所以《ゆえん》を柔らかに聞き出すことのほうが、効果的ではなかったかと今改めて思案することもある。

　黒川温泉ホテルの宿泊拒否事件に関連して、ホテル側の対応を是とし入所者側を責める夥《おびただ》しい文書が送りつけられているが、[18]ほとんどは読むに耐えないというか、知能の低い昔事の一つ覚えのようなものだが、少々気掛かりなのは前述のように、らい療養所とハン

17
国民からハンセン病の不安を取り除くことで患者の強制隔離ではない。二．治療薬の開発と法との整合性を欠く。三．患者の人権無視。四．社会復帰への救済処置の不十分。五．ハンセン病の啓発の不徹底などについての反省。
　たとえばとして、その一部をあげてみる。
【歴史もの】大竹章『らいからの解放』草土文化、一九七〇年。沖浦和光・徳永進編『ハンセン病―排除・差別・隔離の歴史』岩波書店、二〇〇一年。熊本日日新聞社『検証・ハンセ

セン病療養所とは実態上まったく同一であって、そこから入所者、患者、回復者の一般的な判断は難しいのではないか。それに判断できたとしてもハンセン病療養所という在籍施設の名称が矛盾する。実際は、ハンセン病回復者老健施設として、たとえば国立多磨全生園であって問題はないように思えるが——。

　ところで、

〈いずれにしても、ケースワーカー（ＭＳＷ）らを中心とする社会的リハビリテーションのチームづくりこそ先決であるが、それについては現在もなおほとんど考慮されていない〉。また〈らいの社会復帰を阻害する最大の因子は偏見であり、この偏見を支える一つがらい療養所の存在であることに疑いはない。らいのリハビリテーションは、外来診療をらい対策の基本としたときに、はじめて評価が可能とされるゆえんである〉[19]。

　これら二つの文章は私自身のもので、リハビリテーション医としての立場にありながら、その最終目標である社会復帰の実績をあげられなかった弁解のようなものだが、すべてが療養所中心主義、体制不備、社会的偏見などへの責任転嫁になっている。

ン病史』河出書房新社、二〇〇四年。【教育もの】ハンセン病をどう教えるか編集委員会『ハンセン病をどう教えるか』解放出版、二〇〇三年。大野哲夫・花田昌宣・山本尚友『学生に語りかけるハンセン病』現代書館、二〇一三年。【語り部もの】平沢保治『人生に絶望はない―ハンセン病一〇〇年のたたかい』かもがわ出版、一九九七年。鈴木禎一『ハンセン病―人間回復へのたたかい―神谷美恵子氏の認識について』岩波出版サー

ところで次は、〈「社会復帰病棟」化学療法の出現によって症状が改善され、昭和三〇（一九五五）年頃より数名が社会復帰可能となった。この頃から内科病棟の一角に基本治療科[20]病棟の独立が試みられ昭和四四（一九六九）年その実現をみた。五二床の病棟は、新入園者に従来の様に舎籍を作らず、社会生活が可能な状態になった場合は、生活の場を家庭に移す方針で治療看護がなされた。そこでは、作業療法をいかに導入するか、生涯継続管理の必要は慢性疾患をもつ患者に、家族も含めてどのような患者教育が必要なのかなどが常に課題として検討された。昭和四七（一九七二）年八月、病棟新築に伴う旧病棟解体を機会に、セルフケア可能で社会復帰の可能性が強い患者二〇名と看護婦三名で一般舎二棟を利用し、デイケア病棟にふみ切った。当時は患者、職員ともに不安な状態もないではなかったが、関係者の協力を得、何とか切り抜けることができ、一年二カ月間、作業療法・運動療法・勉強会・定期ミーティングなどを通じて、この形態の必要性と効果を両者で確認し合う事ができた。

昭和四八（一九七三）年一一月、新病棟は社会復帰病棟として発足した。従来の病棟というものに対する概念を有する中でのデイケア

ビスセンター、二〇〇三年。阿部はじめ『ハンセン病療養所入所者語り部覚え書付―今はエピソード』阿部はじめ、二〇〇六年。

18　菊池恵楓園入所者自治会編『黒川温泉ホテル宿泊拒否事件に関する差別文書綴』二〇〇四年。

19　成田稔「らいのリハビリテーション」厚生省医務局国立療養所課内国立療養所史研究会編『国立療養所（らい編）』厚生問題研究会、一九七五年、五四頁。

20　基本治療科の旧来の科名は皮膚科だが、化

は、当事者のみならず、多くの入園者職員の了解を求めることは大変な困難があった。しかし、一人でも多くの人が、より障害の少ない状態で元の生活に戻れるように、また、疾病の継続管理ができるようすすめるために療養中の四〇名の患者と看護婦四名を含む医療従事者が一体となって目標に向かって歩みをはじめた。このためには、療養者間のミーティングや、園内作業学習会・レクリエーション・外出・外泊等が試みられ多角的な教育がなされた。現在では六年間に男五五名、女一七名計七二名の社会復帰をみることができる。

　社会復帰の難易は各年代層によっても、それぞれの家族環境によっても異なるが、各人がそれぞれの能力を最大に発揮して社会的役割を果たすことが最も大切な事ではないかと考えられる。一つの目標に向かって取り組みをする時、療養者・看護婦が同一線上に立つ心がけも、療養者間相互の作用も大きいことを知らされる。過去の状況から考えると新入園者と再燃患者のそれぞれに各々異なった援助の必要性があり、医療チームはそれぞれにどう対応するかが大きな課題であるが、未だ手の届いていない課題として社会復帰した人々のアフターケアの問題もあることを明らかにしたい〉[21]。

学療法（一九四七年から開始）以後、多磨全生園での通称は基本治療科となった。ただし各施設によって、科学療治科、治らい科などとも称した。

21　河野和子「六〇周年

この評論は『多磨全生園創立七〇周年記念誌』の中のものだが、主に新たに入園したらい患者について、社会復帰を最終の目標に掲げ実践した記録に基づく。私は当時リハビリテーション科の科長の立場にあったが、私に関する記事はまったくない。かといって社会復帰病棟の存在を知らなかったわけではなく、理学療法士や作業療法士の関与もあったらしいが、私には基本治療科医長裕省吾から尺骨神経炎の安静肢位を問われた記憶しかない。療養所内での日常生活の自立や一般的な神経痛や腰痛の治療くらいにしか目が届かず、前掲の拙文のように偏見の渦巻く社会への復帰は無理という医師には用はないというところか。

これを僻《ひが》みと取られても仕方ないし、別にその言い訳というわけでもないものの、「らいは治るか」[22]という分かり切ったような、確たる即答はしかねるようなシンポジウムを、国立病院療養所総合医学会が一九八四年に至ってようやく開催した。そこでの結論は、らいの病状が鎮静化した状態を臨床的治癒とし、それを治癒と見做《な》してよく、それ以前に社会復帰させるのもよいのでは――ということだった。現在のハンセン病治療の最も効果的な方法は多剤併用療法

から一〇年間の歩み」『多磨全生園創立七〇周年記念誌』一九七九年、九頁。この記録には当時の看護部長河野和子しか出ていないが、それは全病棟の総括管理者の立場からのものによろう。実際には基本治療科医長裕省吾の指導のもとにあったと思われる。裕の入所、らいの治療、予後、退所の基本的な概念についてはよく知らないが、隔離の時代にあっては異色の（というより先見の明を備えた）存在であり、この社会復帰病棟の構想もその主体

（ＭＤＴ）だが、一九七三年にベルゲンにおいて開催された、第一〇回国際らい学会議の場ではすでに注目されていた。

話が逸《そ》れてしまったが、らいの社会復帰をめぐる心構えについて私は極めて消極的であり、しかもその理由を社会の根強い偏見によると転嫁してはばからない、この厚かましさとはまったく逆に、硲・河野らは社会復帰病棟を立ち上げ、その最終の目標に向けて正しく完走した。なお一九七一年あたりからリファンピシン[23]は用いられていたらしく、それも社会復帰病棟の存立を後押ししただろう。

前にらいのリハビリテーション効果は、外来診療がらい対策の基本であってはじめて評価が可能になろうと述べたが、その真意は、まず現状（社会人としての繋《つな》がり）の継続ができること、そして何よりもらい患者であることが世間に知れないのを重くみた（後述の名誉回復と論旨が逆転しているのは承知）からである。社会復帰病棟の場合に、外出、外泊は自由というから、居宅の近隣の人にらい患者とは知られなかったのではないか。

外来診療にかかわる論評を読むと、早期診断と早期治療の可能なことが、最大の利点のようにいうものが多い。それはとりも直さず

になっていたに違いない。一九七七年、大島青松園園長。

22　原田禹雄「らいは治るか」『日本らい学会雑誌五四巻』一九八五年六二頁。（第三九回国立病院療養所総合医学会シンポジウム「らいは治るか――療養所をめぐる現況」一九八四年より転載）。

23　中村昌弘「リファンピシン（ＲＦＰ）」『癩菌と鼠らい菌』東海大学出版会、一九八五年、一九六頁。

らいの病身を隠せる解放感が、大きくかかわっているといって過言ではないだろう。もっとも現実に現在ハンセン病の治療は、すべて外来診療であり保険診療ではあるが、ただ保険適用の病名は、ハンセン病と明記せず何らかの類似疾患にしている（ハンセン病を隠す）のではないか。

もちろん以上のような秘匿条件をもって、社会復帰病棟の成果を過小に評価するつもりはまったくない。社会の偏見を恐れて逃げ腰になり、結局は何もなし得ないで終わるよりは、裏をかく（当事者にその認識があるかどうかは別）くらいの積極性のほうがのぞましい。

こういった論旨を誤っていないと主張したいのではないが、「理屈じゃない」という「厭な病気」に対する排他的心情は依然根強く、無関心を装うのが利口とばかりに、わかっているような振りをしている日本人の処世術ではないのか。はっきりいって、隔離の時代（「らい予防法の廃止に関する法律」の施行〔一九九六年〕以前）に比べて、ハンセン病に対する偏見を表立って口にしなくはなったにせよ、相も変わらず本音の中には隠している――つまり療養所中心主義の廃絶、外来診療を基本とする対処、「ハンセン病問題の解決の促進に関する法律」の制定（二〇〇八年）によっても、「ハンセン病は普通の病気」という一般的な認識への転向はままならないのが現状といえる。

ここでは日本の誤った癩（らい）対策によって、もたらされた様々な不幸の責任を、私たち個人の一般に向けて問い掛けたつもりだが、その答になる話の筋が通っていない感じになる理由は私自身にある。なぜならば、この無謀な癩（らい）対策を後押ししたのは、私たち一般の患者に対する根強い偏見、差別にちがいないが、私にとっての問題は、それとわかっていて排除の努力をまったく払わず、静観していたどころか自分に課せられた仕事（社会復帰のためのリハビリテーション）の滞りを、そこに転嫁してはばからないようでは、他に責任を求めること自体がおかしい。そこは重々承知しているが――。

六　一般社会における
ハンセン病への関心

社会一般の普遍的なハンセン病の認識として、治療経過は病状によって長びくことはあるにしても、日常の生活様式（就業、就学も含めて）を変更するほどのこともなく、確実に癒《なお》るとなると、他とは異なる特別な病気とは考えないはずである。もっとも、現に流行《はや》っているか、流行る可能性でもあれば別だが、日本人の年間新患者発生数はほぼゼロともなると、そのような認識はおろか無関心にすらなりかねないがそれはおかしい。社会人とは社会の一員としての個人であって、ハンセン病が社会問題として一顧だにされていないならともかく、ハンセン病が今も排他的、差別的に認識されていることは多くが承知のはずである。つまり、近代科学を身につけた社会人として、この思考の乖離に強い関心を持って当然ではなかろうか。

話は変わるが、この社会の一郭をなす世間について考えてみよう。〈現在「世間」という言葉が使われている意味は大体以下のようなものであるとみてよいだろう。「世間」とは人を取り巻く人間関係の枠であり、現在と過去に付き合った全ての人々、将来付き合うであろう人々を含んでいる。原則として日本人だけであり、外国人は含まれない。「世間」には贈与、互酬の原則があり、長幼の序、そして時間意識の共通性という特徴もある（引用者中略以下同じ）。「世間」は日本にしかない（中略）。そのほか「世間」には死者も含まれていることを忘れてはならない。さらに「世間」には自立した西欧的な個人を主体とする関係ではなく、呪術的な関係を含んでおり、一人ひとりの人間は「世間」のなかでは全体と密接な関係をもって生きている〉[1]。

「世間」にはあと一つ重要な問題がある。それは〈「世間」においては個人ではなく、家全体の連帯責任を問われるのである。ここには江戸時代の連座制が生き残っているのである〉[2]。

そのために日本人は、それぞれが自分の世間を背負いながら、見せ掛けは常識ある社会人として振る舞うのだろう。言い換えると、社会人らしい常識は建前で大勢に従うようでも、世間の通念（偏見も）を本音として敢えてそこには逆らおうとしない。前にハンセン病初期の九〇歳を超えた高齢な女性が、自ら首を縊って果てた症例をあげた。おそらく、家人らが伝えた古《いにしえ》の癩を忌む不安がこの哀れな高齢の女性を追い詰めたのではなかったか。

1　阿部謹也「「世間」とは何か」『日本人の歴史意識――「世間」という視点から』（岩波新書）岩波書店、二〇〇四年、一二頁。

2　同註1。「「世間」における評価」一三七頁。

この悲劇は一九九七年、「らい予防法の廃止に関する法律」の施行（一九九六年）の翌年である。一九九五年の日本らい学会総会での「らい予防法についての学会見解」は、最終局面を迎えていたオウム真理教関連記事を抑えて「朝日新聞」は一面トップに据え、「共同通信」関連紙も同じような報道形式をとったから、そのニュースバリューは高かったはずだし、解説記事もかなりの人が眼に留めたにちがいない。「ハンセン病は終わったか」とぼやくのもよくわかる。

一般の人々が、ハンセン病についての相応な正しい知識を持っているなら、特別な関心を寄せるほどの病気ではない。ハンセン病が癩またはらいと呼ばれていた頃の、この病気にまつわる悲劇は後世の教訓として止どめてほしい。いうまでもないだろうが、特に関心を寄せることもない、普通の病気、ハンセン病に、往事の癩、らいの時代の悲劇など起こりようもないはずだが、現実には前述のような悲劇が今になってもなお続く。このような矛盾の所以《ゆえん》は、社会と世間、あるいは建前と本音といった日本の精神風土に由来しよう。

古くなるが、一九五〇年、五一年とこのような精神風土ならではの悲劇が二件続いて起きている。

一九五〇年八月末日、熊本県八代郡の伐木日稼業西本義光（二四歳）は、ここ十数年来らいを患い同家裏二階で療養中の父力松（五七歳）に対し、猟銃を左前頭部に向けて射殺、自らも心臓部を打ち死亡。加害者は病父に代わって、祖母、母、妹三人を養っていたが、就職、結婚などの将来に絶望してのもの。

翌一九五一年一月下旬に、山梨県北巨摩郡、興水修（二三歳）のらいの診断が確定し、消毒の指示が出され、父がその延期を望んだが容れられなかった。目にそれとわかる石炭酸消毒はらい患者の発生と知られるのを嫌って消毒日の延期を望んだのだろう。これも決意を固める契機になったかどうか。それでも消毒の前日に一家九人が心中したということは、消毒即らい患者発生の連想を村民が持つのを、絶望的な思いの中で心を痛めたのは確かだろう。〈八畳間に取付けたコタツの周囲に全部フトンを敷き、家長（五三歳）を囲んで四人の息子、長男（二三歳）、次男（一四歳）、三男（一一歳）、四男（七つ）四人が枕をならべ、その向い側に二人の娘、長女（二一歳）、三女（一七歳）と妻（四三歳）が四女（四つ）を抱いたまゝ死んでおり、遺書はないが枕もとには一升ビンにとかした青酸カリの残りが七勺ばかりと湯のみ茶わんが散らばつているので青酸カリ心中とわかつた。（中略）なお次女（一九歳）は東京の某会社に勤めていたゝめ一家心中の難をまぬかれた〉[3]。

　前掲のハンセン病の回復期の高齢の女性が、おそらく周囲の中傷を絶とうと自ら首を縊って果てたのは、右の一家九人心中事件から半世紀ほどもあとであり、らいは確実に癒《なお》る病気としてらいを正式にハンセン病と改名されている。それにもかかわらず、両者とも世間の差別的排他的志向を苦にしたにちがいない。

　このようにみてくると、らい、ハンセン病と世間とのかかわりの中の偏見の根深さが思いやられるが、どうもそのあたりがあまり意識されていないらしい。そこを論議するだけの知識はないが、らいまたはハンセン病を病むことでどうして世間にはばかるのか、その理由をまず考えてみる。つまり忌避される理由としては、汚らわしい（穢らわしい）、醜い、恐ろしい、うつる（感染）、伝わる（遺伝）、嫌う、避けるといった周りの人々（世間）の思いである。次いでこれらのような思いを持つ謂《いわ》れを具体的に解説し、現代の医学ではすべてが杞憂に過ぎないのを科学的に納得してもらう。この過程で世

3　「読売新聞」一九五一年一月二九日夕刊「一家九人青酸心中」。

間を意識した偏見の歴史的事実（山梨県下一家九人心中事件などは好例）を示し、それをよそ事[4]にしないよう語りかける。

くどいようだが、ハンセン病に関心を持つとは、ハンセン病を病む人が何を思っているか（はっきりいって多分、世間体）、どうあってほしいのか、このように病む人の気持ちを汲み取れる（これが共感性の役割取得能力）世間であってほしい。

四つの女の子に青酸カリ液をふくませる。あと余命幾許《いくばく》もない老女が自ら首を縊る。それははじめに述べたように関心を持つほどもない普通の病気に対する、偏見に満ちた世間の本音を苦にしてである。ただその世間は壊れかかっており、いずれ消えてしまうようにいわれるが、大都市はともかく郡部や古都などになるとどうだか。世間はあってもよい（勝手なことをと叱られるかもしれない）が、社会だろうと世間だろうと、それをつくっているのは私たち一人ひとりであり、同時に「科学立国日本」として相応に教育の行き届いた国民である。私たち一人ひとりが、別に難しくもないハンセン病のちょっとした正しい知識を持てばよいだけのことだが——。

ハンセン病をめぐる社会と世間との認識の違いについて述べたが、

4　「よそ事」つまり自分とはかかわりのないことだが、癩、らい、ハンセン病ほどすべての人びとの脳裏に刻み込まれている病気も恐らく少ない。同時に、この病気ほど人びとに恐れられ、嫌われたのも少ないだろう。それでいてこれほど「自分は罹《かか》りっこない」と思われている病気も多分少ない。癩も、らいも、ハンセン病もすべて「よそ事」にしてしまっては、それを病む人への思いやりは生かしようがなく、過去の対応の

これは「社会に向けては一般的な常識が建前」「世間では排他的な心情が本音」ともいえる。

〈建前と本音という場合の建前を辞引きで引いてみると、本来的なこととして決まっている方針原則のたぐいを指すと出ている。したがってもちろん重要でなければならないはずだが、ただこれには人々が合意して決めたものという意味が入っているので、くつがえされることもあり得る。「建前に過ぎない」という現代的感覚が生まれたのは、恐らくそのことが関係していると思われるのである〉[5]。さらにまた〈要するに建前は、常にその背後に建前においての合意する集団が存在することを暗示する。これに対して本音の方は、集団に属する個人が、建前に合意するものの、それとは別に、建前の背後で持っている思惑のことである。あるいは建前についての各自それぞれの考え方が本音であるといってもよいだろう。建前はオモテに現れているが、本音はウラに隠れている。したがって先にオモテとウラの関係としてのべたことは建前と本音の関係についても妥当することになる。すなわち建前があることによってはじめて本音が存在すると見ることもできるし、あるいは陰で本音が建前を操作

誤りの歴史も、現代医学の中でのハンセン病の知識も、いかに正しく伝えても聞き流して終わりになりかねない。本文の中ではこの「よそ事」の一言を度々用いているが、癩、らい、ハンセン病は流行期から今の絶滅期に至るまで「恐ろしい」のは患者の容姿であって、流行期の移る（感染する）という認識は一世紀も続いたものかどうか、あとは遺伝まがいの思いに変わり、いつか世人の抵抗力も高まり、移りにくい（感染性の至って低い）病気

していると見ることもできる〉[6]。

ハンセン病についての建前、つまり正しい知識と本音つまり偏見（単なる排他的感情ともいえる）は、誰もが知っているだろうが、建前をより確かにして本音を消すのがハンセン病の社会啓発最大の目的だとして、建前が疎《うろ》覚えの知識では本音の中の偏見が消せるものだろうか。

になってしまったから、「恐ろしい」といっても移るのが恐ろしいという思いは薄れたに違いない。流行期を除いて、とかく「よそ事」になりがちだったのではないか。

5　土居健郎「建前と本音」『表と裏』弘文堂、一九八五年、一二五頁。

6　同註5。

七　ハンセン病の社会啓発

七―一　不治の癩の社会啓発

おそらく日本においても、七世紀末から八世紀初頭にかけてのあたりに、畿内を中心とした癩の流行があり、発症の早さ（潜伏期の短さ）から〝うつる〟という考え方がすでにあったらしい。ところは変わるが、ハワイでも一九世紀半ばあたりから癩が流行し、一八六五年に「癩の広がりを防ぐための法律」（隔離法）が、カメハメハ五世によって制定されている。[1]癩の伝染性を医学的に証明したのは、一八七三年に発表されたハンセンの論文による。一八八五年末頃に、後藤昌直が癩の治療を目的にホノルルに招かれているが、それ以前すでにハワイの事情を耳にしていて、一八八二年の著作『難病自療』[2]に、癩には伝染性もあることを述べている。

一八九七年に、ドイツ東部メーメル地方での癩の小流行が問題となり、それを契機に第一回国際癩会議が開催された。日本では、一八九九年の第一三回帝国議会に衆議院議員根本正らが、「癩病患者及乞食取締ニ関スル質問」を提出しており、日本の癩対策への政治

1　山田宣明「ダミアン神父関連年譜」『ダミアン神父帰天百周年記念誌』イエズス・マリアの聖心会、一九八九年、二一九頁。

2　後藤昌直「病因」『難病自療　上』後藤薬舗、一八八二年。

的関与の嚆矢になるが、それに拍車を掛けたのが多分、一九〇六年のイギリス大使館事件だろう。いずれにしても、一九〇七年の第二三回帝国議会において「癩予防ニ関スル件」は成立するが、この立法にかかる基礎資料の一つとして、一九〇六年現在の住所不定の浮浪癩患者数を、全国で一一八二名としているが、これは五カ所の公立癩療養所の入所患者定数、即ち第一区連合府県立全生病院（定員〈括弧内以下同じ、三〇〇〉）、第二区連合道県立北部保養園（九〇）、第三区連合府県立外島保養院（三〇〇）、第四区連合県立大島療養所（二〇〇）、第五区連合県立九州療養所（一五〇）の合計定数に相当しよう。[3]

一九〇六年の内務省による全国癩患者一斉調査によると、二三三八一五名だが、警察官を動員してのものであって、実際はこの数倍以上というのが当時の医学界の通説からすると、収容患者定数一〇四〇では「癩予防ニ関スル件」（一九〇七年）による予防の実効性はないといってもよい。実際は街頭を浮浪する癩患者を文明国日本の国辱的存在ととらえ、その隠蔽を企てたとしかいいようがなく、事実収容総定数は十数年以上を経てようやく倍増したに過ぎない。こう

3　成田稔「わが国の癩（らい）対策における隔離の時代的変遷」『歴史評論六五六』二〇〇四年、二頁。

した状況では、たとえば光田が〈此の恐る可き病毒の散布者たる浮浪癩者は諸国の到る処に徘徊し、殊に神社仏閣名所旧跡の地にして人の集合する所は彼等の生活に尤も便宜なる所として群集するをみる〉[4]と述べてみたところで、政府の腰は重かったろうし、一般にしても忌避はしたろうが、騒ぐほどのことでもなかったに違いない。

癩患者を、国辱的存在と見做《な》したことでは政治性が高いが、現実には伝染性の弱いこともあって癩を病むのをよそ事のようにとらえるのが一般的だったはずである。それがおそらく癩予防協会などの組織的な強い働きかけによって、病状と伝染性とを引っ括《くる》めた「恐ろしい伝染病」[5]観がただごとではないように社会に深く広く滲透していった。もっともそれなくして、絶対隔離という疫学的根拠を欠く愚策は多分遂行できなかったろう。しかしこうした情勢に敢えて逆らい、絶対隔離を強行する科学的不当性を憂えて、反対を明らかにした医学者に青木大勇、小笠原登、太田正雄の三名がいた。[6]

まず一九三一年の絶対隔離への政治的指向を事前に知った青木大勇は、「このような隔離監禁本位を以て生涯をこの状態に置くことは悲惨に過ぎ、国際連盟も隔離は厳酷にならないようにと勧告して

4 「癩病患者に対する処置に就て」藤楓協会編『光田健輔と日本のらい予防事業―らい予防法五十周年記念』藤楓協会、一九五八年、一六頁。

5 「癩（らい）は恐ろしい伝染病」ハンセン病の現代の知識をもってすれば無意味な言葉でしかない。しかし、この言葉が日本人の排他心を煽り、絶対隔離を至上とする愚かしさを生んだ。

おり、インドにあっては、P・T・S（教宣・治療・疫学）センターを発展させているが、外来治療も含めて患者が逃げ隠れしないなど、意外な好成績をあげている」と注意した。

小笠原登については、一九四一年の第一五回日本癩学会総会における光田一派との論争がよく知られているが、小笠原の持論は「日本は癩の起源から伝染病と見做《な》されておらず隔離施設もなかったにもかかわらず、日本人全体の癩化を来したわけでもなく、それからも伝染力の弱さがうかがえるが、あと一つ栄養不良も発症には大きくかかわろう。また、コレラ・ペストのような急性の狭義の伝染病とは異なり、いわば広義の一般的な伝染病であって、そこを隔離の強制によって大衆を誤解させてはならない」とした。

太田正雄については、次のエピソードで足りよう。一九三九年に甲府からの帰途の車中で『小島の春』を読んで涙がとまらず、以来おそらくその国際的な真菌の研究を捨て、癩菌の動物接種一筋に胃癌を病む身を押して没頭した。『小島の春』の映画評で、「其病人はほかの病気をわづらふ人のやうに、自分の家で病気を養ふことが出来ないのは、強力なる権威がそれは不可能だと判断するからだと、

6　青木大勇、小笠原登、太田正雄らの持論と光田に向けての論法は、拙著『日本の癩（らい）対策から何を学ぶか　新たなハンセン病対策に向けて』の「体質遺伝説について」五八頁、「絶対隔離を目指す癩対策をめぐってのそれぞれの見解」一四〇頁、および『ユマニテの人　木下杢太郎とハンセン病』成田稔、二〇〇五年「木下杢太郎とハンセン病文学」二〇一頁、「太田正雄と小笠原登」二二四頁、「おわりに―不可思議国の探検者」二六〇頁に、いさ

絶対隔離の過ちの根源をはっきりと指摘し、これを覆す（社会と共生する）には、科学的療法の開発しかない」と、ほとんどの毎週月曜日に伝研[7]に通ったが、一九四五年五月二一日が最後になった。癩菌の動物接種実験は、不成功裡に終わったのではなく燃え尽きたのである。

　改めていささかくどくなるが、「癩は恐ろしい伝染病」といういわばキャッチフレーズは、第一回国際癩会議以降の古いものだが、「恐ろしい」とは病状と伝染性とのいずれにも通じ、これほど人々に真っ直ぐ受け入れられた言葉は少なかろうし、同時に大きなしかし得体の知れない不安を与えたのも確かだろう。前に日本の癩（らい）対策が、無人の曠野を奔るかのように進んだと述べたが、この「恐ろしい伝染病」の不安が人々の排他性を著しく強め、絶対隔離の不当性を疑うどころか迎合したからである。無人とは抗《あらが》うもののない意だが、私もその中の一人だったというのはボンヤリしていたのであって、別に不安などあるわけはないにしてもこれではただいないのと同じである。

　いま改めて、「恐ろしい伝染病」に変わるような、人の心を動か

さか散漫に取り上げてあるが、それらに対して光田自身の反論は多分まったくない。政官の権力を借りて絶対隔離の遂行に自信を強める光田には、「勝手にほざけ」ということだったのか。

7　伝研は伝染病研究所の略。その沿革は一八九二年、大日本私立衛生会附属伝染病研究所。一八九九年、内務省所管国立伝染病研究所。一九一四年、文部省に移管。一九一六年、東京帝大附属研究所。

して「ハンセン病」の偏見を一蹴する言葉はないものか――としみじみ考える。「日本人はハンセン病を病まない」――「恐ろしい伝染病」なみに通じてほしいがどうだろうか。

七－二　可治のらいの社会啓発

日本におけるらいの化学療法は、一九四七年一月に輸入プロミンによる治験が長島愛生園においてはじまり、同年四月には石館守三によって合成されたプロミンの治験が、東大皮膚科と多磨全生園とで並行して行われた。その有効性については、一九四八年の第二一回日本癩学会総会と一九四九年の第二二回同総会を通して、多数例が報告されそれぞれに相応な効果を認めている。一九五〇年の第二三回総会では、ＤＤＳの効果がはじめて報告された。一九五一年の第二四回同総会では、プロミン治療の総括が行われ、光田はその有効性は認めながらも、再発の可能性を考慮し向後一〇年間の経過観察を必要とした。[8] 新薬としての様々な懸念は当然あっても、「不治の癩」から「可治のらい」への燭光を見た一般の関心は乏しく、

8　同註3。「プロミン治療の盛衰」二六九頁。

『リーダース・ダイジェスト』一九五一年二月号のプロミンの登場を称える"Miracle at Carvile"の感動は多分まったくなかった。[9] 日本でのこのような一般向けの報道として、谷奥喜平が一九四八年一一月二三日の読売新聞朝刊二面に、「プロミンの効果――癩患者への福音」と題して、〈プロミンは癩菌の新陳代謝を抑制し、これに殺菌的に作用することが判った。一方又臨床的にもプロミン注射を持続してゆくと、最も成功した例では皮膚病巣及び鼻汁中の癩菌の消失することが確かめられた〉。〈我々の昨年(一九四七年)から本年十月迄のプロミン療法の成績を要約すると、(引用者中略以下同じ)結節癩十例、斑紋癩十二例、神経癩三例の計二十五例中、結節癩六例、斑紋癩七例の計十三例は著明に軽快し、結節癩三例、斑紋癩六例、神経癩三例の計十二例は幾分軽快してゐる。そして症状の悪化進行したものは一例もない。(中略)顕微鏡下の組織像も亦治癒に向かふことがいくつかの症例で実験された〉。〈最近厚生省の計画で全国の療養所で相当数の癩者にプロミンを使用、その効果を的確に検討することになったので、早晩その癩の化学療法剤としての価値が決められると思う〉などとある。ただこの当時は、街頭を浮浪する患

9　中村昌弘「プロミン療法(一九四三年)」『癩菌と鼠らい菌』東海大学出版会、一九八五年、一七八頁。

者はまず見かけなかったろうし、治療も療養所という密室の中でのことだから、一般社会の関心は高かろうはずがない。らい療養所にしても、その期待感は施設によって違いがあったようである[10]。はっきりと言い切れるわけではないが、「どうせこの病気では治るも治らないもどっちでもよいといった思い」が先行していたかもしれない。らいのプロミンと結核のストレプトマイシンとは予後に関していずれも画期的な薬剤だったが、一般の共存か排他かの認識の逆転には、雲泥の差を生じてしまった。

　また光田は、プロミンの効果を過小に評価していたようでもあり[11]、「治りもしないものを社会に戻すな」とばかりに、一九四九年度の全国国立癩療養所所長会議[12]、長島愛生園園長退任[13]の際には、患者の社会復帰を強く牽制している。もっとも厚生省にしても、一九五八年の第七回国際らい学会議において、医務局長小沢竜自身が「なお相当数の在宅患者の早期収容が望ましい」という有様だった。

　それに反して、癩予防協会の後身「藤楓協会」は、「らい患者の救済及び社会的リハビリテーションに関する国際会議」（一九五六年）の影響を強く受けた浜野規矩雄理事長が、社会復帰の促進を念

10　梅津恵「甦生する〝小島の春〟」『厚生時報四巻六号』厚生時報社、一九四九年、一〇頁。

11　成田稔「プロミン獲得促進運動」『日本の癩（らい）対策から何を学ぶか　新たなハンセン病対策に向けて』明石書店、二〇〇九年、一九七頁。

12　同註11。「一九四九年度国立癩療養所所長会議」二七六頁。

13　同註4。「退任の辞」

頭にいくつもの事業を手懸けた。ただ、これらが体系化されることはなかったものの、同協会が誘致した第七回国際らい学会議の動向が琉球政府の「ハンセン氏病予防法」の制定(一九六一年)に反映され、外来診療中心の体制が沖縄において整えられた。[14]

甚だ慚愧《ざんき》に堪えないが、前述のように私はリハビリテーション専門医の資格はもつものの、名ばかりで役に立たないのを棚に上げ、すべては社会的偏見の災いとばかりに、社会復帰の困難な理由を社会に転嫁してきた。そのための努力を払わなかったばかりか、どのように努力するかさえ考えもしなかった。このような責任転嫁の言い訳でもないが、前述のように一九八四年に至ってようやく、原田禹雄が第三九回国立病院療養所総合医学会において、「らいは治るか——療養所をめぐる状況」と題したシンポジウムが開催され、早期退所の可能性が再認識された。

一九九四年からは「らい予防法」の廃止が論議に上り、一九九六年には「らい予防法の廃止に関する法律」が施行されたが、法の廃止という事実だけで、改めて論議を深めるどころかそのニュースバリューは颱風一過にも及ばず、「可治のらい」の社会啓発には多分

六二八頁。

14　同註11。「藤楓協会」四〇二頁。

何ほどの意味もなかった。

七－三　普通の病気ハンセン病の社会啓発

「らい予防法の廃止に関する法律」の施行に伴い、らいの正式な病名はハンセン病に改まった。それから間もない頃のこと、日本らい学会総会の席で、「ハンセン病って何かと聞かれたら、らいのことと答えるだろう……」と単なる呼称の変更は意味がないといわんばかりの発言があった。

プロミン獲得促進運動の際に、これを主催する患者団体が流布したパンフレットに、〈本（プロミン獲得促進）委員会の発足は患者の自発的創意に基づくものであり、プロミンによる治癒の光明の反映ともいえよう。目的はプロミン予算の獲得に違いないが、同時にらいは不治という旧来の社会通念の打破も緊要である。救らい事業とは隔離政策の別名であって、患者は自らをらい療養所という巨大な棺桶の中に葬り、強いられて報いられるところのない忍苦の生活を送ってきた。プロミンによる治癒の希望は、らい療養所の革命というよりも、患者の人間への復活であり、社会の生産系列への復帰の可能性をもたらした。らいに対する冷情と無視は堪え難く、社会の冷静かつ科学的な人間的な認識を求めてやまない〉[15]。

さきの日本らい学会会員の発言は、このパンフレットより実に半世紀近くも遅れてのものであり、らいの社会啓発が（日本らい学会の会員すらこの有様では――）いかに消極的だったかよくわかる。

いずれにしても、隔離の必要性をまったく問題にしなくなった一九六八年の第九回国際らい学会議、あるいは多剤併用療法の有用性が確認された一九七三年の第一〇回国際らい学会議あたりからは、すでに形骸化しつつあった「らい予防法」の実効性の皆無を、日本らい学会の学的権威をもって世に問うとよかった。「らい予防法の廃止に関する法律」の制定（一九九六年）も、前述のように社会全般からするとむしろ無関心の感を拭えず、らい予防法違憲国家賠償請求訴訟の熊本地裁判決にしてみても、おそらく国中がよそ事のようにとらえていたとも思える。それでもハンセン病の呼称が一般化し、遺伝のような考え方は影をひそめたが、血筋のような迷妄の執念が根強く残っているのは確かであり、ハンセン病の罹病を公然と

15　同註11。「プロミン獲得促進運動」二九七頁。

明かせない最大の理由である。

そのための社会啓発に、前述のような日本のハンセン病の年間新患者発生数が、まずゼロといってよい現実はハンセン病の社会啓発など無用の時代になったともいえる。いずれにしても、この現実をもとに社会啓発[16]は行われるが、それは後述の名誉回復の目的に沿う。

大切なことは、日本のハンセン病の年間新患者数がほぼゼロになった理由は、日本国憲法の中に明記されている（第九条、第一三条、第二五条）。そこを忘れないことである。いずれにしても、ハンセン病の社会啓発の主点は、ハンセン病についての現状認識にはちがいないが、かつて癩（らい）患者をめぐり、何を病もうと、どうあろうと「人は人」、「私も同じ人」という倫理と共感の不変の重さを、できる限り当時の悲劇に合わせて伝えてほしい。

以上のように社会啓発を、絶対隔離を目論んだ化学療法以前の「不治の癩」、惰性的な療養所（隔離）中心主義を無為に慣行した化学療法導入以後の「可治のらい」、そして国民の文化的生活水準の向上を主因とする「普通の病気でしかないハンセン病」と、その時時の実状について述べたが、「不治の癩」はともかく、特に「可治

16　ハンセン病関係の施設長ともなればハンセン病についての社会啓発も手慣れていそうだが、私にはたまたまそちらの経験が乏しい。ともかく癩は不治とされた時代とは異なって、ハンセン病は確実に治る病気となり、家族内感染の多いのは事実とはいえ、日本人はまずハンセン病には病まない現状にあるから、遺伝まがいの血筋のような

のらい」での社会啓発の大きな誤り（怠慢、放任）には誰しもがすぐ気づこう。

すなわちプロミンの導入によって「不治」から「可治」への燭光《しょくこう》が灯《とも》り、一九五四年頃からDDS内服療法（通院可能）が試行され、一九五五年に向けて社会復帰者が急増した。[17] 一九六一年には琉球政府による「ハンセン氏病予防法」の公布とともに外来診療が制度化し、癩の「不治の医療（隔離中心）」は「可治の医療（外来診療）」へと転進の道を開いた。この事実に社会は刮目《かつもく》して当然だったはずだが、そのための社会啓発はほとんどまったく行われず、らい患者に対する忌避的な人々の心情は本質的に変わらなかった。

一九九四年には、「らい予防法」の廃止をめぐる大谷見解に端を発し、「らい予防法の廃止に関する法律」の施行、らい予防法違憲国賠訴訟の原告側勝訴と続いて、ハンセン病に対する社会の関心が高まったのは確かだろう。これらと時を同じくして、ハンセン病新患者の年間発生数がほぼゼロとなり、「ハンセン病は私たち日本人はまず病むことのない病気」「万々が一病んでも適切な内服療法によって確実に治癒する」「治療期間中も生活様式は従来のままでよ

妄想も消えてよいはずだが、多くの日本人がこの妄想を本音の中に隠している。このような状況でハンセン病の社会啓発を云々する立場にはないが、これは一つの思いつきとみなしていただければよい。講話の時間が一時間あれば一五分、四〇分なら一〇分というように気安く質問を受ける時間をとる。話すのではなく聞くのである。社会啓発とは、相手に聞かせるのではなく、相手にとってわからないことを聞かせてもらうつもりがよい。他人の

い」つまり「普通の病気」になったのである。こうなってはハンセン病の社会啓発は特に必要あるまいが、現実にはハンセン病に対する世間的、心理的差別は依然根強い。そのためには、癩、らいに対する不当な存念を通して、「ハンセン病に改める意味」を、「何を病もうと、どうあろうと人は人」の信念に基づき、自らに問いかける勧めも社会啓発に含めてほしいと強く願う。[18]

話はわかったつもりでいてわかっていないことが多い。

17　全国ハンセン氏病患者協議会編「表23各療養所別退所者数S24～50年」『全患協運動史　ハンセン氏病患者の闘いの記録』一光社、一九七七年一四〇頁。

18　成田稔「「癩」から「ハンセン病」へ」⑴、⑵『多磨』二〇〇一年一、二月号。この⑴と⑵にハンセン病の病名のはじまりや広がり、日本でのはじまり（多磨全生園・菊池恵楓園の場合）を述べた。

八　名誉回復とは何か

私が公の場で紹介されるときは、普通「名誉園長」の称号が付く。この場合の名誉の意味を人々がどう受け止めるかはわからないが、要は園長職に一〇年以上就いていれば授与されるので、所定の学業を修めた卒業証書と変わらない。ところが『広辞苑』には〈道徳的尊厳、すなわち人格の高さに対する自覚、また、道徳的尊厳が他人に承認・尊敬・賞讃せられること〉とあり、『ウィキペディア』には〈人の品性、徳行、名声、信用度の人格的価値、またはよい評判を得ること〉とあるが、私の名誉園長の称号とは別に関係がない。

どちらにしても、名誉園長は何かが普通か普通以上で、以下ではない条例的評価だが、名誉心となると自己評価であって、そこが他者の評価と食い違うと「気位が高い」と嘲《あざけ》られかねない。つまりは、恥知らずとか、気色が悪いなどと蔑《さげす》まれ名誉心が傷つく。しかしここでは決して故意ではなく、いわば宿命的に、精神的、身体的創傷の故に人に疎《うと》まれ、厭《いと》われ、辱められるような災いによって、名誉を失う、傷つくといった意味で考える。もっともそこに、社会心理的な理論を私には持ちだしようがないから、極めて世情的にしかとらえていない。

ところで、〈「世間体」をいちばん重んじた江戸時代のことを考えてみても、「世間体」を重んじることと、名誉を重んじることは、じつは、同種のことがらなのであった〉[1]。

また、〈「癩者」「不具者」となったことを前世の業罰の現世への応報であるとしてはばからないのは、旧仏教ばかりではなかった。禅宗でも、法華教でも、それは同じことだった。新仏教もまた、被差別の苦しみから人々を救済しえたとはいえないのである〉[2]。

これら二つの文章からすると、既述の、一九〇七年の貴族院「癩予防ニ関スル件」の審議の際の吉原三郎の発言も、仏罰による名誉の失墜を考えてのものだろう。こうなってしまっては、家を捨て故郷を捨てて、見知らぬ土地をさ迷う以外になく、なにがしかの路銭も底を突けば物乞いをし、病が進めば行き倒れて終わるしかない。家族がその哀れに耐えられず屋敷内に患者を匿《かくま》えば、ひたすら世間の目を恐れ、戦々恐々の日を送ることになる。

名誉回復とは、このように悲惨な状況からの脱却を意味するのであれば、自分は癩であることを周囲に公言してはばからず、人としての対等な思いやりが期待できる情況をつくるしかない。何を病も

1　井上忠司「「世間体」の構造　社会心理史への試み」『「世間体」の発見』（講談社学術文庫）講談社、二〇〇七年、一五頁。

2　菅孝行・日原浩「癩者と不具」『差別』現代書館、一九九二年、四二頁。

うと人は人とは真理だが、醜悪な病状を癒《いや》す手段のなかった時代に、病む人の苦しみにすら自らも同じ人としての思いを寄せず（これが日本の癩（らい）対策の根源的な誤りの本質とはすでに述べた）、世間に向けて（癩を）隠す悩みの言い知れぬ深刻さなどわかってもらいようもないだろう。しかし、ハンセン病は確実に癒《なお》るとなると、情感からしてどうこういうほどの病気でなくなる。それであれば、ハンセン病を明かして一向に差し障りはないはずだが、それすら未だ当然とは思ってもらえそうにない。〈……日本語から「らい（癩）」の字句を抹消することではなく、最終的には、やはり「私はらいでした」といっても一向に支障のない社会を実現することでなくてはならない〉[3]とはハンセン病回復者の声であり、次の〈ハンセン氏病が、差別や偏見のともなわない純然たる病気そのものとして、世間のだれもが理解し、「このあいだハンセン氏病にかかってね、退院してきましたよ」と、人前で平気でいえるようになる日が、待たれるゆえんである〉[4]は一般の評論家の声である。

　両者とも「それが名誉回復」とはいっていないが、隠すところを隠さなくてすむには改めて自負心を持つこと、つまりは名誉回復を

3　「日本らい学会の番」全国ハンセン病療養所入所者協議会編『復権への日月　ハンセン病患者の闘いの記録』光陽出版、二〇〇一年、七六頁。

4　八幡政男「ハンセン氏

果たすことは自明といえよう。

ところで、一九九八年に提訴された「らい予防法違憲国家賠償請求訴訟」は、熊本地裁の一審判決に国側は敗訴し、二〇〇一年に控訴を断念して終わった。このときの判決によると、日本のらい対策に基因する人格権の制限は、〈憲法一三条に根拠を有する人格権そのものに対するものととらえるのが相当〉である。人格権とは、人それぞれが自己の生命・身体・自由・名誉などの人格的利益を保持する権利だが、ことにその名誉は人間の存在にとって根幹的なものであり、個人の名誉権は人格権に基づき、「人格権としての名誉権の保護」は憲法一三条が保障している。[5]

熊本地検の判決は、日本のらい対策の違憲性について特に名誉権の侵害をあげているわけではないが、さきの第二三回帝国議会（一九〇七年）において吉原衛生局長のいう「癩の罹患」は「不名誉」であり、「らいの隔離」は「不名誉の助長」となると、癩（らい）の罹病とその対処とで、名誉にかかわるの意味づけが相通じる。そこで「ハンセン病であった者等の名誉回復」を、さきの控訴断念後の政府関係者の謝罪の談話から考えてみる。まず内閣総理大臣談話で

病について」『八幡政男随筆集』内外印刷出版、一九八一年、一九七頁。

5　粕谷友介「新しい人権の承認基準」『憲法（改訂）』上智大学、二〇〇三年、一一七頁。

は、ハンセン病問題の早期かつ全面的な解決を図るとしてその具体的な活動方針三項目を提示した。その項目の②には、〈名誉回復及び福祉増進のために可能な限りの措置を講ずる。具体的には、患者・元患者から要望のある退所者給与金（年金）の創設、ハンセン病資料館の充実、名誉回復のための啓発事業などの施策の実現について早急に検討を進める〉[6]。とある。続いて発表された衆参両議院の決議も、〈今回の判決を厳粛に受け止め、このような不幸を二度と繰り返さないよう、すみやかに患者、元患者に対する名誉回復と救済等の立法措置を講ずることをここに決意する〉[7]としている。これらの趣旨は、「ハンセン病問題の解決の促進に関する法律」（二〇〇八年）の第四章（名誉の回復及び死没者の追悼）第一八条に〈国は、ハンセン病の患者であった者等の名誉の回復を図るため、国立のハンセン病資料館の設置、歴史的建造物の保存等ハンセン病及びハンセン病対策の歴史に関する正しい知識の普及啓発其の他必要な措置を講ずるとともに……〉[8]と法文化された。

名誉回復に必要な措置（謝罪や補償などではない）を講ずるというが、特別な手段によらなくとも、願ってもないようなそのための

6 「ハンセン病問題の早期かつ全面的解決に向けての内閣総理大臣談話」国立ハンセン病資料館『ハンセン病関連法令等資料集』（国立ハンセン病資料館ブックレット2）二〇一〇年、一九八頁。

7 同註4。「ハンセン病問題に関する決議（衆議院・参議院）」二〇一頁。

8 同註6。「ハンセン病

素地がすでにできている。それは日本における、ハンセン病の年間新患者発生数はほぼゼロという現状である。つまりは、日本人のらい菌への抵抗力が平均的に高まり、ハンセン病を病まなくてすむとなると、これまでにも戯言でしかなかった「ハンセン病の血筋」は、今や虚言《そらごと》でしかなくなった。

これは一つの回避的な習性だろうが、自分にとって不利益なことと覚ると、専らその事実を隠し通そうとする。世間体を繕うためか、かかわりある人からの忌避を恐れてか、それともいわれのない不名誉を避けるためかはともかく、ハンセン病を病むこと、病んだことを、隠さなくてよい時代を迎えたのである。日本人ならまず病むことはない。万々一病んでも確実に癒《なお》る病気を隠すのは無知である。

「診てもらったらね、ハンセン病だってさ。今の仕事はそのまま続けていいらしいし、飲み薬だけできれいに癒《なお》るそうだから、まぁいいか」。現実にあなたがハンセン病を病んでも、友人にこう話して何も気にすることはない。

前に癩を病むこと自体、予期される病態の醜悪さを世間に気兼ねする、顕《あら》われれば共存共生を阻まれ同じ人として生きる自尊心（名

問題の解決の促進に関する法律」一三九頁。

誉）が傷つく、この懸念を無くすには病を曝《さら》して怖《おじ》けなくてすむ世間でなくてはならない。

　そして今、まさに悠久の世紀を超えて確実に癒《なお》る病気に変わり、「私はハンセン病」とためらわず明かせる時がきた。これこそが名誉回復だが、その推進に法律や政治の介入が必要とは考えてほしくない。「日本人はまず病まない病気」「万々一病んでも確実に癒《なお》る病気」とだけでもよい、日本国民の私たち一人ひとりが「そうか」と素直に信じよう。それが確信になったとき、その人はハンセン病にかかわる名誉回復を担った一人になる。

九　日本の癩（らい）対策の歴史に類似する他の医療領域について

精神医療についての知識は私にはまったくないし、もちろん精神医療の実態など知る由もない。たまたまその方面の著書[1]に目を通していて、中に出てくる事柄と日本の癩（らい）対策との共通項の多いのを知り、それらを次に抜き出してみることにした。

〈精神病質が問題とされたのは保安処分という制度との関連においてであった。保安処分とはある人間の社会的な危険性を除去するために、刑罰に代えてなされる保護や矯正あるいは治療や教育などの処分を意味する。つまりは違法な行為によってではなく、社会への危険性を理由に拘束し、その危険性を除去しようとする実践だ〉。〈保安処分に代わって学会が打ち出したのは、一言でいえば「医療」であった〉。〈精神医療の現状は患者の人権を無視した隔離収容主義で、前時代的なきわめて貧困な状況にある。まず実現すべきは人権を重視した精神医療だ。そして医療が人間性を取り戻して充実していけば、そのなかで犯罪など精神障害者の起こす反社会的な問題は自然と解消されるはずである〉。〈精神医療の向上を声高に訴え、精神医学が担う社会防衛の役割を糾弾した学会であった。だがその傍らで現実に進行したのは、精神病棟の開放化でもなければ、まし

1　芹沢一也編『時代がつくる「狂気」』朝日新聞社、二〇〇七年。

てや脱施設化（精神病院解体）などでもなかった。相も変わらず精神病棟は増えつづけていたし、また隔離収容という性格が拭われることも決してなかったのだ〉。〈純粋に医学的にみて、精神病院とは病院なのであろうか、それとも病院と刑務所双方の機能を兼ね備えたものなのであろうか。わたくしはこれまで、患者、家族、社会全体を配慮し、犯罪者といえども病気であれば精神病院で治療を行うべきものと考え、それを実行してきた。しかし、よく考え直してみると、治療のためとはいえ、反治療的態度をとる覚醒剤中毒者や犯罪者が一人か二人入院していることによって、看護者は監視的とならざるを得ず、病棟は閉鎖的雰囲気となる。これが善良で小心な病人の治療にとって妨げとなってきたことは明らかである。それがまた、精神病院に対する世間のイメージをますます悪くしている〉。〈一九八七年に精神保健法が成立したのである。この法律は精神障害者の人権を重視し、精神病院への隔離主義を放棄することを謳った〉。〈そのような監禁の場としての精神病院を、当時の精神医学者たちは治療空間化しようとした。それとともに私宅監禁という私的な場所を、精神病院という公的な空間によって置き換えようともした。しかしながら、そのような活動は実を結ばなかった。戦前は私宅監禁が主たる施設でありつづけたし、精神病院が治療空間化されることもなかった〉。〈精神医学者たちは監禁の対象とされていた危険な存在を、治療の対象としての病人に置き換えようとしたが、内務官僚たちはそれを国民の質を低下させる遺伝病者とみなした。そして国民の質の低下を防ぐために、積極的に遺伝を絶たねばならないとしたのである。だが厚生省の成立後に制定された国民優生法は、当初の目論見とは異なって、優生断種法としてよりも中絶禁止法として働いた〉。〈戦時下、精神病者たちは監禁下いわばゼロ度の存在にまで貶められ、食糧難のなか「生ける屍」としての生しか許されなかった〉。〈戦後、心の病の社会的な意味づけをめぐって生じた変容を、マスメディアの分析を中心に明らかにしている。それは「狂気の隔離」の時代から「メンタルヘルスの啓蒙」の時代への転換であった〉。

右のような論評を通して、日本の癩（らい）対策と精神病対策の異同をどういえるわけではない。ただどちらも、一般民衆の、それを病む人への嫌忌、恐怖、排除の心情は共通しており、そのための最も安易な対応が隔離だったとはいえよう。もちろんそれは、患者中心の医療からすると最も遠く、同時に人権の侵害にも安易に陥り易い。また隔離は地域との絆を絶ち切り、罹病の不幸はよそ事になってしまって、恐怖だけを募らせてしまう。それがひいては、病気とそれを病む人、つまり病気と人との区別をむつかしくし、病気がその人そのものでもあるかのような思い込みになりがちである。患者の人権侵害は病気と人との峻別が疎《おろそ》かになっているからであり、何であろうと何があろうと人は人、それが人と人とのかかわりの倫理である。

精神病院は病院なのか刑務所なのかという問い掛けも、癩（らい）療養所は療養所なのか隔離所なのかの疑問に通じる。癩かららいに不治から可治の時代に変わっても、否、ハンセン病療養所に変わった今も、ここが終の場であることの思いに変わりはない。精神病院にしても刑務所は言い過ぎとして、かなりの入院患者にとっての終の場になっている傾向はおそらく強い。

そのような意味では、精神病院もハンセン病療養所も同じく「どのように殻を破るか」だが、ハンセン病では文化的生活水準の向上が発病を抑えている事実を広く社会に伝え、病気を隠すこともない社会づくりを目指したいとした。つまりは患者家族の分け隔てのない受入れが先決ということだが、精神疾患での家族会などはハンセン病でも学びとしたい。ハンセン病の現状の最大の課題は、世間の噂を恐れる家族のそれを解くための、悪い筋のような社会的通念の改革にある。

こうしてみると、世間に嫌われる、恐れられる、見離される病気という意味で、癩（らい、ハンセン病）と精神病とでは、その国家的施策の歴史や現状はどこか似通う。

まず癩では一九〇七年に「癩予防ニ関スル件」が制定され、浮浪する癩患者の取り締まりがはじまり、一九三一年には「癩予防法」の制定とともに絶対隔離に踏み切った。癩患者一人残らずとは無茶な話だが、「無理が通れば道理が引っ込む」譬《たと》えのままに、「恐ろしい伝染病」の飛語をもって民衆による患者追放の協力を策した。化学療法の導入によって、不治の癩は可治のらいに変わっていた一九五八年に、「らい予防法」は制定されたが、「癩予防法」と同様に退所の規定は盛り込まれなかった。隔離の強制は和らいだようでも隔離状態は継続された。これではもちろん「恐ろしい伝染病」の病観は消えようはずがなかった。この時代錯誤的で実効性の乏しい「らい予防法」も、一九九六年には廃止（「らい予防法の廃止に関する法律」の制定）に至り、療養所中心主義から外来診療がすべてとなった。その後を追うようにらい予防法違憲国家賠償請求訴訟が提訴され、当然なことながら国側が敗訴した。これとほぼ同じくして、ハンセン病の年間新患者発生数はゼロの状態に至った。しかしそれでもなお、「悪い筋」のような妄執が根強くはびこる。

一方の精神病は一九〇〇年に「精神病者監護法」が制定されたが、これは治療よりも監置後の取り締まり法規であり、いわゆる私宅監置（座敷牢）の公認だった。一九一九年の「精神病院法」であっても、精神病患者を危険視する病観を変えていないが、相次ぐ不況と戦時体制の持続が施設の設立を困難にした。一九五〇年に「精神衛生法」が制定されているが、危険分子としての病観はそのままに、長期にわたる自由の拘束もやむを得ないとすることでは、旧来の考え方が色濃く踏襲されていた。その後、人権思想の高まりと、外来治療を重視する地域精神医療システムへの転換が軌道に乗りはじめ、社会復帰の促進と福祉増進を目的に一九八七年に「精神保健法」が制定され、一九九五年には「精神保健及び精神障害者福祉に関する法律」と改称された。

以上から、癩・らいの法律と精神病の法律とで、その流れが似ているようにいいたいのではなく、どちらもその病観に伴う偏見が未だ根強く残っている現実を言いたいのである。

精神科医療も私にはどうこういえる知識はなく、他の領域についてはなおさらのことだが、「患者の権利」はすべて共通している。いうまでもなく日本の癩・らい対策の根源的な誤りも、「癩患者」の「癩は病気」「患者は人」「どうあろうと人は人」という倫理を軽んじていたところにある。この人としての患者の権利とは、おおよそのところ、個人の尊重、最善かつ平等な医療を受ける権利、自分にとっての必要な医療を知る権利、自己決定権、プライバシー権などがあげられるが、かつての療養所はこれらすべてを無視していた。

たまたま昨年（二〇一六年）七月に、衝撃的な「津久井やまゆり園（相模原市）入所者一九人の殺傷事件」が起きた。その追悼集会には世界各地からメッセージが寄せられたというが、新聞紙上に取り上げられたそれをいくつかあげてみる。[2]〈障害の有無を理由に「『私たち』と『彼ら』に分けられる世界を、受け入れない（イギリス）〉〈「私たちは人を有用かどうかで判断しません。そうした発想を支える功利的な考え方は、歴史のごみ箱へ投げ込まれました」（アイルランド）〉〈「障害者を大量に殺害したナチスドイツが第二次世界大戦で敗北しても、命に優劣があるとする優生思想は消えておらず、時には明確な形で現れる」と指摘したのは、国連障害者権利委員会副委員長のテレジア・デゲナー氏。事件については、「障害者にとって公正な社会づくりのため、世界中で私たちの力を注ぐことがいかに大切かを改めて思い起こさせている」と訴えた〉。〈「高齢者と障害者をどう扱うかに、市民と国民の性格が現れます（インド）〉〈「（犠牲者の）誰の名前も出されていません。亡くなった方たちの存在を、抹消しようとするものではないことを願っています」（アメリカ）〉〈「今回の事件には、世界の人々が非常に強い関心を抱いている。犠牲者を忘れず、事件を心に刻みたいという思いは共通している」（翻訳者長瀬修・古畑正孝）〉。

障害者を差別することを禁じ、社会参加を促す国連障害者権利条

2　「朝日新聞」二〇一六年八月二六日夕刊一面、「相模原殺傷一ヶ月　決意・追悼メッセージ続々」。

約を、日本は二〇一四年に至ってようやく批准、二〇一六年に「障害者差別解消法」を施行の様に、弱者救済のすべてが遅れているのである。

一〇　癩（らい）と知覚麻痺

疎《おろそ》かにされた見えないものを診《み》ること

〈収容されたばかりの入院者のほとんどはこの築山に登っている。そこから富士山も秩父の山々も、冬の晴れた朝は筑波山さえ見ることができた。たたずんで故郷の空をさがし、家族の声を聞こうとし、人に知られず泣ける場所であった〉。涙するこの小高い丘（築山）は、〈その工事の経過の記録はまったくない。入院者たちが血と汗で築きあげた大工事の経緯を誰も書き残していない〉[1][2]。

まず、〈入院者たちが血と汗で築きあげた大工事〉の意味について考える。現在の常識からすると、院（全生病院）内の工事は一般の土建業者に請け負わすだろうが、労力的に入院患者がそれに代わった理由は、収容患者に相応な作業を課すのは精神上の慰安となり経済的保健的にも有益で、間接的には風紀の改善に役立つと[3]、施設当局はわかったような都合のよい理屈を並べている。もちろんはじめは仕送りなど全く期待のできない貧しい患者たちを、僅かな小遣銭で釣り慰撫的に見せ掛けながら、院内の沈静化を主に意図したのだろうが、絶対隔離を最善かつ唯一の癩対策と盲信した光田は、そのための莫大《ばくだい》な人件費の節減をすべて患者作業に求めていた。〈癩は無熱であり重症になつても労働に堪え以て病院の経済を助

1　全生病院の『統計年表』の大正一四（一九二五）年版に添付されている略図の中に、おむすびのような形の「築山」が突如として現れる。

2　「築山」多磨全生園患者自治会編『倶会一処　患者が綴る全生園の七十年』一光社、一九七九年、五七頁。

3　一九〇九年より一九一〇年に至る〈全生病

けるから斯の如き少額の費用を以て収容し得る〉と光田は本音を言い、[4]同病相隣、相愛互助と称えながら実利をむさぼる。功利的な真意がむき出しである。

では患者作業を患者自身どう見ていたか、友園誌の中から少し拾ってみる。

〈本疾患は病気の進行と共に麻痺をともなうために、たいていの者が身体の一部または大部分の知覚を喪失しているので本人の自覚せぬまゝに病状は変り、更に、過度の労働などに依って、器物、大熱などの刺激を感知し得ないので作業による手足の損傷が多い[5]〉

〈（引用者註　患者作業の健康管理について）このことは、医学的立場から考えてみても、医官とはほとんどつながりのない状態で、施設のためや個人の経済のためとはいいながら、それぞれの作業に各自の判断で従事している好ましくない現状を是正して、入所者の一人ひとりに、その病状と体力に応じた作業につくように適切な指導を行い、病状の快復とともに体力の維持を計ることが必要であると思う[6]〉。

〈ハンセン氏病療養所の創設の目的が（引用者中略以下同じ）、「隔

院）統計年報「作業の状況」二四頁、参照。

4　「家族的療養所の建設」藤楓協会編『光田健輔と日本のらい予防事業―らい予防法五十周年記念』藤楓協会、一九五八年、一二六頁。「働ける者は働けぬ者への奉仕」一二七頁。

5　増重文「患者作業の意義と明日への示唆」『多磨』（一九五三年三月）一〇頁。

6　近藤隆「療養所の患者作業について」『多磨』

離」を基本としているため、（中略）「病院」ではなくて「患者の生活する場所」におもきをおいてきた（中略）「患者作業」も結局は「生活する場所」であるから少しでも経済的に豊かでありたい、と生活が楽になるように、というところから、「収入の道を開いてほしい」ということになったのだと思われる。（中略）「作業」をすることによって幾らかでも「収入」のあるということはそれだけで自分の生活が楽しくなることを意味する。それであるから、いきおい「作業」をするようになる。またそれが当然であるかのような気風をつくりあげてきたのであると云えると思う。（中略、引用者註そのために）忙しくて治療場にもいかれないという結果をうむ始末となる。手や足に傷があっても、作業に追われると治療場にゆく時間さえ惜しむといった具合である。また仮に治療場で傷の手当をしてもらっても、作業をするとその手当をしてもらった個所が汚れてしまう。それよりも繃帯とかガーゼを貰ってきて、作業が終ってから自分で手当をしたほうが、少しくらい不潔であろうが、作業にも影響がないし、傷の手当てのほうも時間をかけなくてもすむというわけで、作業をする。そして傷を悪化させてしまう、といった例は、

（一九五八年八月）六頁。

非常に多いのである。作業の無理がたたって、失明したものや、足を切断したという人もいるのであって、「収入」を得ようとするあまりにみずから不幸を重ねてしまうこともあったのである〉[78]。

要するに患者作業は、施設側にとって諸経費節減のための営利形態の一つに過ぎず、患者それぞれがときには意志の有無すら問われないまま、何らかの作業に従事した、させられたのが実際だろう。

　ところでこうなると、労作が癩（らい）の病状に及ぼす影響も考慮しなくてはならないが、自他覚的な変化はともかく、目に見えない知覚の障碍は特に注意さ

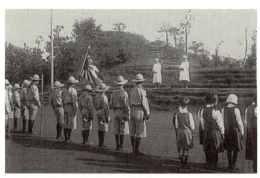

図10-1　築山を前に整列する全生少年少女団（1935年頃）

1929年に全生少年少女団は結成されているが、団員は当時から80名に近く、多くは学童でも20歳までの青少年も当局の指名で参加している。この団員の整列の場は全生学園（1931年創設）の校庭。

7　根岸章「評論　患者作業」『甲田の裾』（一九五九年一二月）九三頁。実は国立ハンセン病資料館の第二展示室の中に、男子独身寮の一室があり、それは夕食を待つまでの自由時間帯だが、そこに一人の自分で包帯を巻く姿があり、この評論の現場のような観を呈している。また拙著『看護の足もと』日本看護協会、一九八八年「言語的な動機づけのむつかしかった患者がなぜ……」四一頁の症例もこの評論に

れてよい。「知覚麻痺のない癩はない」とは定説であり、そのあたりを日本癩（らい）学会誌からうかがってみたいが、学会創立以来知覚麻痺に関する報告は至って少ない。しかし、年間新発生患者数がほぼゼロという現在と当時とでは、知覚麻痺そのものの軽重の差は歴然としていただろう。

「昔の患者は四肢のほとんどがやられていたが、近頃の（入所者）は肘から下、膝から下といったところかな……」、これは知覚麻痺部には発汗がないと知っていて、その自験から往時を推し測ったもので、医学的にも信憑性は高いと思われる。こうなっても全体の発汗量は健康人と大差ないが、それは知覚麻痺のない部分からの発汗（代償性発汗）が、健康人の通常発汗量の七倍にも及ぶためという。[9]

この知覚麻痺は、触圧覚、温覚、痛覚などが一斉に侵されるのではなく、ある間隔をおいて侵される分離麻痺と知られていたが、[10]著者らはそれを一層はっきりさせた。それはさておいて、知覚麻痺のある手で従事する作業、殊に前述の築山のつくり上げた労作について少し考えてみる。

この労作する手は、知覚麻痺がほぼ手掌の全面にあり、はっき

通ずる。

8　端的ではあるが、経過の慢性な癩（らい）患者にとっての仕事は、療養所発足当初の暇潰しや僅かな小遣い稼ぎくらいのものならよかった。それが膨らむ諸経費（殊に人件費）の節減と患者軽視のために、憩い（療養のため）の場づくりを手足の障碍など念頭になくかかわらせたのは、まさにあるべき医療の自滅といってよかった。

9　高島重孝監修「病態生理」『らい医学の手引き』克誠堂、一九七〇年、六〇頁。

り「屈曲指」とはならないまでにも、その手の筋力は一部にせよ侵されていたろう（運動麻痺）。このような手で、例えば鍬《くわ》、鋸《のこぎり》、鋤《すき》、鎌その他の柄を握ると手の平（手掌）全体で包み込み、平全体で同じような力を加える感じにはなるが、手の平のどこかの力（筋力）が落ちていると、どうしても平のどこかに余計な力が入ってしまう。それに加えて汗をかかないために、柄が平から滑ってしまう感じになる。

この感じを動的触覚といい、擦《こす》る、なでるといった動作で、健常者にもむつかしいほとんどちがわないメッシュを判別するものもいる。こうなると、汗をかかない乾いた手の平から握ったものが滑る感じを、私たちには気づかない微妙さで感じるかもしれない。しかしそのために無用な力を込めかねない。これではそこに血豆（血腫）をつくって当然であり、しかもそれでいて痛みはないから、休み時に柄を離して出た血に気づくことになる。

前述の築山が「血と汗」とで築かれたことは決して誇張ではない。築山は血と汗と涙を染み込ませてひっそりとそこに在るのである。だからといって築山を情緒的に捉えてどうこういいたいのではない。

10　丸山千里・渡辺芳子「癩の知覚、発汗障碍に対する結核ワクチンの影響」『レプラ三〇』一九六一年、一四一頁。本論以前にも分離するという認識はあったらしいが、丸山らがはじめて明確に示している。

私たちは築山をつくった人の血と汗を見るわけではないが、知覚麻痺という実態を見ることはできないし、相応な解説を聞かない限り思いやるのもむつかしい。それどころか、知覚麻痺を持つ人自身が、それと意識していないことも少なくない。

たとえば、癩（らい）患者の手の知覚麻痺には、殊に手指末節指腹の一部や拇指球の一部に知覚の残在する場合が往々にあり、私の知る一人の患者は右小指の末節の指腹の一部に正常な知覚残存域を頼りに、亡くなるまでただの一度も熱傷事故を起こしたことがなかった。知覚の失われているのを注意するよりも、残る小域を探して教えることのほうが大切なこともある。

つまり、知覚麻痺があるための傷害は、ごく一部に残された非麻痺部によって避けられることもあり得る。そこを探して患者に傷害回避を教えることで、医療者は患者への助けになろう――ともいえる。また〈たしかにヒポクラテス派は病名を知らなかった。しかし、そのために、かえって病名を越え、病む人そのものに肉薄することができた〉[11]。もし知覚麻痺部の中に、ごく小範囲の非麻痺部があって、そこが傷害回避の助けの手掛かりになると、見えない麻痺部を

11　梶田昭「科学時代のヒポクラテス医学」『医

一心に診ることで中のごく小さな非麻痺部がみつかるかもしれない。私は今こうしてわかっているように書いているが、実際に医療者であった頃は、診る努力[12]は捨てて専ら患者に注意を促すにとどまり、それでよしとしてきてしまった。らいの外科は画一的な創傷治療に終わり、診るところを診てこなかったとしみじみ悔やまれる。

古い話といっても私自身の経験だから、一九六〇年あたりのことかと思う。確か不自由者認定について医局での話し合いの席で、私が「どこそこの健康舎の誰それは……」と言ったら、どの先生かに「健康舎ではなく一般舎というように……」といわれた。らい患者も患者は患者、健康とはおかしいと思っていたし、おいおい舎名も覚えてきたからその後健康舎などとは言わなくてすんだ。

実際に『倶会一処』（多磨全生園患者自治会編）の「年表」を繰ってみると、「患者住宅」「軽症舎」「普通患者住宅」「軽症患者住宅」「軽症夫婦寮」などとはあるが「健康舎」はない。

〈……それまでは健康舎で生活する。ここで健康といふ言葉を使ふと、ちよつと奇異に感ぜられるが、しかし院内は癩者ばかりの世界であるから癩そのものは病気のうちに這入らない。ここへ来た初

学の歴史』（講談社学術文庫）講談社、二〇〇四年、六五頁。

12　成田稔・青木真由美「らいの末梢神経障害における知覚評価―特に手の知覚障害」『日本らい学会雑誌五五』一九八六年、一頁。ほかに、近藤喜代太郎「癩に伴うニューロパチー」『内科シリーズ№26末梢神経障害のすべて』一九七七年、三一四頁。中田真由美・岩崎テル子『手の知覚再教育　知覚をみる・いかす』協同医書出版、二〇〇三年など。

めの頃「あんたはどこが悪いのですか」といふ質問を幾度も受けたが、それはつまり外部に表はれた疾患部をさしてゐるのであつて、その時うつかり、「いや癩でね、それで入院したんですよ」とでも答へたら大笑ひになるであらう。それは治療の方面についても言はれることであつて、癩そのものに対する加療といへば目下のところ大風子油の注射だけで、あとはみな対症的で、毀《こゎ》れかかつた自動車か何かを絶えず修繕しながら動かせてゐるのに似てゐる。だから、不自由舎へ這入らない程度の病状で、よし外科的病状や神経症状があつても、作業に出たり、女とふざけたり、野球をやつたり出来るうちは、健康者で、健康舎の生活をするのである〉[13]。

この北條の随筆は、癩（らい）を病む患者の持つ、ないしはその患者を巡る雰囲気があからさまによく書かれている。

それが、〈……癩は無熱であり重症になつても労働に堪え……〉という前述の文言を生み、患者作業を作業療法でもあるかのように説く[14]。

ところで私の経験に戻るが、この項のタイトルである「見えないものを診る」とは必発の知覚麻痺についてだが、はっきりいえば今

13　北條民雄「癩院記録」川端康成・川端香男里編『定本北條民雄全集』東京創元社、一九八〇年、七頁。

14　成田稔「患者作業」『日本の癩（らい）対策から何を学ぶか　新た

現在の思いつきでらい療養所の医師としてのものではない。つまりらい患者というからにはすべて患者でしかないが、実際は訴え、視る、聴く、触れる、問うなどでの異常がなければ、患者という思いが持てないでいた。らいにとっては必発のしかも重大な知覚麻痺を、知っていて見過ごすとは話にもならないが、これほどの迂闊《うかつ》さ、愚かしさを曝《さら》すだけの意味が、ハンセン病患者にとっての知覚麻痺の存在にはある。

なハンセン病対策に向けて』明石書店、二〇〇九年、一九二頁。

二一　日本の癩（らい）対策の後半にかかわった私自身を考える

「先に進もう、もっとよく見えてくる」とは十分に承知している。「でも進めなかった、先は見えず周りだけだった。」日本の癩（らい）対策の後半にかかわって、「お前は何をしていたのか？」と問われてもこうとしか答えようがない。

『倶会一処　患者が綴る全生園の七十年』（多磨全生園患者自治会、一九七九年）の編纂委員の一人が、あるときこっそり私にささやいた。「あの本にね、先生の名前も出しておきたかったんだが、（出せるほどの功績がない――とはいわなかった）まぁ「年表」の中に入れておいた。」確かに「年表」の一九六〇（昭和三五）年七月六日に〈成田稔医官等医師団による「多磨全生園における不自由舎制度の改善についての意見書」が施設当局案として出され、二日間に亘って礼拝堂で説明会が行われた〉[1]とある。しかし医師団の総括責任者は伊東正保医長だから、[2]「年表」に成田稔医官等とあるのはおかしい。どうやら「お情け」をかけてもらった感じである。

こうして生垣に閉ざされたらい療養所の中をウロつくだけで、偏見の存在を理由に平然と内に籠《こも》って終わってしまった。五章において、多磨全生園の硲省吾、河野和子らが社会復帰病棟を立ち上げ、

1　多磨全生園患者自治会編「年表　一九六〇年」『倶会一処　患者が綴る全生園の七十年』一光社、一九七三年、八一頁。

2　同註1。「不自由舎看

護切替え」二三一頁。

六カ年間に七〇名余を退所させたという報告を、改めて感嘆しながら他施設でのことのように取り上げているのだから、「見えるところまで進もう」どころか、見えるものも目に入らずボンヤリしていた有様で、らい療養所とのかかわりを今さらどうこう言えたものではない。

恥曝しとはもちろん承知だが、多磨全生園に奉職して何年かのうちに、「『いのちの初夜』を読んでここに来たのか？」と幾人かに聞かれた。どんな本か知らなかったから、「ウン」とだけごまかしていたが、いつだったか医局の書庫を漁っていたとき、偶然『いのちの初夜』と題した文庫本が目に止まった。「これか？」と思ってパラパラと頁を繰りながら、〈新しい思想、新しい眼を持つ時、全然癩者の生活を獲得する時、〉の件《くだり》に仰天した。それはリハビリテーション医療における「障碍の受容」の真髄を突いていたからである。しかもそれは三十数年も前の、僅か二〇歳ちょっとの青年の作品と知って呆然とした。そこで蹶《けっ》然と先への一歩に奮い起ったのならよいが、凄い奴もいたものだで終わってしまった。

これでは「日本の癩（らい）対策の後半期における自分自身」など、

良くも悪くもとても書く気になれない。ではどうしようかと迷ってみたが、「何かした」のではなく、患者からの多くの学びの中で忘れようもない驚きを二、三並べてみることにした。

――らいの後遺症による重い障碍を抱える老夫婦がいた。夫は両足が、妻は両手が不自由だが、妻のそれは両手指がほぼ全欠損、まるで手首にポチャとした丸い肉塊がくっついているような感じだった。[3]夫はリンゴが大好きで、歯が悪くて丸かじりはできないため、時折訪れて来る知人に皮むきを頼んでいたが、再三にわたるのも気が引けると、考えあぐねた末に一つの工夫を思いついた。それはまな板の端に楕円形の穴を空けてもらい、そこに包丁の柄を差し込んで固定し、指の無い両手に挟んだリンゴをクルックルッと回し、刃に向けて皮をむく、否、削るのである。はじめてそれを見たときはびっくりして目を見張ったが、むいたリンゴを四つ割りして手渡されてうまそうにかじる夫と、それを満足げに見る妻の顔を見て胸を突かれるような思いだった。

――不自由度調査たけなわの頃（一九六三年あたり）のことだが、面会室で盲人の男性[4]と検査の実際についてちょっとした話し合いを

3　この老妻が未亡人となってからのかかわりが『随筆集　曼珠沙華』（津田せつ子著、渡辺立子「地に爪痕を残すもの」一九八一年、二二四頁）に掲載されている。だが、その人柄がよく書かれており、今に残る「保護者」という患者同士のかかわりは、筆者と未亡人とが残したものである。

していた。そのとき相手の盲人は向かい合いではなく私の右隣に同じ長椅子に並んで坐っていた。話が一段落ついたので、私は白衣のポケットから両切りタバコの箱を取り出し、一本抜いてくわえたそのすぐ先でライターの焔が上がった。一息吸い込んでハッと気づいた。ライターの焔は、まさに寸分たがわずタバコの先に寄せられていたからであり、焔を差し出したのが盲人ということを忘れていたことである。声の出せないまま黙って四、五服も吸い、タバコの火をガラスの大きな灰皿の中でもみ消した（まったく音はたてていない）とたんに、「さっきのことですがね」と話しかけてきた。視力を失って視力以上の感覚（第六感？）が育つものだろうか。疑いなく育つことを学びながら瞼を閉ざした両眼を見つめていた。

――多磨全生園の所内厚生受産施設（プレス工場、一九六四年）[5]での忘年会に誘われた。宴もたけなわとなった頃、右隣に坐っていた患者（回復期）が、「先生、まだ飲めるんだろ、さぁ」と全指の屈曲　拘縮した両手で挟み持った徳利を差し出した。それを受けようと、私が右手の拇指と示指とで取り上げた盃を差し出すと、「アレッ、変な手つきだな、指がジャマだよ」。エッと思って左隣の患

4　この盲人の自伝は、多磨盲人会記念誌編纂委員会『芹沢了』『望郷の丘　多磨盲人会創立二〇周年記念誌』多磨盲人会、一九七九年、二九五頁。私がその勘の鋭さに驚嘆したのは失明後数年のことらしい。盲人会長も三期ほど務めており、仮にいつも近くにいて行動をともにしていたら、相手が盲人とは気付かなかったかもしれない。

5　同註1。「ホッチキス工場」一三五頁。

者のほうを見ると、ニヤッと笑って屈曲拘縮した全指を精一杯伸ばした平坦な手掌（筋萎縮のために膨らみがない）に盃を乗せて見せてくれた。確かにジャマな指はないし、糸底もしっかり盆の上のように乗っている。今この原稿を書いている机の上の盃がそれだが、時折目をやると「その人にはその人の世界がある」と改めて教えてくれる。何ごとも自分の思いだけで片づけてしまいがちな私だが、盃に、少しは考え直せといわれているような気がする。

日本の癩（らい）対策の後半にかかわり、しかもそれなりの立場にあって、何もしなかったわけはないが、癩（らい）を患って視覚、知覚、運動覚などを失った人の、これらに代わる能力を身につける凄まじさの前には、すべて空しくなってしまう、素直にである。[6]

もっともすべてが空しかったわけでもなく、自己満足ともいわれそうだが、他に類似の症例の乏しい形成外科手術に熱中しているときなどは、充実感といってよい思いもあった。しかしほとんどの毎日は惰性であり、「今日も一日が終わった」ように締まりのないのはどうしたことか。「錆びつくより、燃えつきるほうがよい」[7]（リチャード・カンパーランド大司教）とは、新たな道への目を閉じた私

6　国立ハンセン病資料館における二〇〇七年の秋季企画展『こころのつくろい』、二〇一一年春季企画展『かすかな光をもとめて』などの図録。成田稔ほか「ハンセン病療養所におけ

の惰性への戒めかも。

る痴呆老人の増加」（『日本ハンセン病学会雑誌六七巻』一九九八年、二七七頁）などからすると、何を失っても、それでどうなっても、そこを何とか乗り越えていく人がいるのは確かである。しかし限られた人のように思えて、自分にはとてもということになる。

7　石井均監訳『糖尿病エンパワーメント第二版　愛すること　おそれること　成長すること』医歯薬出版、二〇〇一年、二〇七頁。

おわりに

日本の癩（らい）対策の根源的な誤りは、癩患者すなわち癩は病気、患者は人、人は人という絶対の倫理を疎《おろそ》かにしたところにある。癩（らい）を病めばすべてが伝染源となりすべては不治とし、絶対隔離こそ唯一最善の方策と考え、無癩（らい）国を目指し社会防衛と自賛した。「癩の撲滅」とは「癩患者の撲滅」と同義となり、そこから癩患者、ひいては人間軽視へと連なる。それでも世人は、自らの癩（らい）患者に対する差別・排除を何ら省みることなく、隔離の実態をよそに「救癩（らい）」と称賛する始末だった。もっとも、病を超えたかかわりもあったろうが、患者は人であることを疎《おろそ》かにした実際として、終生隔離を「ここで生きてもらう」のではなく、「ここで死んでもらえばそれでいい」ような思いだったに違いない。

〈中耳炎になった場合、後頭部からの手術はこの病院では出来ない」。

「それでは外に出て手術を受けることが出来るか？」

「恐らく外へは出すまい」。

「それではどうなる？」

「見殺しだ」。

この言葉に自分は戦慄した〉[1]。

1　「日記」川端康成・川

らい療養所によってまちまちだから、詳しい事情はよくわからないが、多磨全生園だと一九五五年あたりには園外の病院の医師を招聘して診療に当たらせ、一九八五年あたりからあとは患者を園外の病院に委託するようにもなった。思えば前の北條民雄の日記の文章は、「ここ（癩療養所）で死んでもらえばよい」現実をよく表している。

何がどうあろうと、人は人であることの基本理念を軽んじてしまっては、何ごとによらず人権侵害に結びついて当然であり、「らい予防法違憲国家賠償請求訴訟」の一審判決では、憲法一三条の違憲性を重くみた。この条項は個人の尊重を確保するための権利であり、名誉はその根幹的なものといえる。敗訴した国が名誉回復の施政を強く打ち出した所以《ゆえん》だろうが、改めて現実をみると「名誉回復」の言葉だけが独り歩きしているように思えなくもない。つまり、どうすれば、どうなれば名誉回復になるのか、そのあたりがはっきりしていないようなのである。拙稿では、ハンセン病を病んでいる人もしくは病んだ人が、必要に応じていつでもどこでも誰にでも、自分の病をためらいなく明かせることだとし、その雰囲気づくりがハンセン病にかかわるものの使命と考えた。

端香男里編『定本　北條民雄全集　下巻』東京創元社、一九八〇年、一四三頁、「一九三四年九月一日」一五六頁。

最後にこれは最終の課題として極めて難解ではあるが、ハンセン病についての医学的知識は建前とし、本音は偏見と排除をあらわに「理屈ではない」、その暴言が罷り通る世間との対応が残る。世間を意識した啓発のあり方を少し考えてみたが、ともかくまだまだ時間が必要なのだろうか、世間が壊れてしまうまでか？

くどいが、「病気と患者、患者つまり人」との区別が、かつての癩、らいの時代にはできていなかったが、「国とその国の人」と同じくして、性別、職制、性格などさまざまな事柄の中で、人間そのものを軽んずる場合も実際は多くあろう。日本の癩（らい）対策の歴史は、その意味からも、前述のように（一三〇頁）、ハンセン病を超えて、負の遺産を負に止《とど》めないためにも、語り継がれなくてはならない。それは、学びであり、諭しであり、戒めである。

【お断り】

この小さな著書をまとめるのに、私自身の能力の有無は別として、五、六年もの長い時間がかかってしまった。それは、例えば「名誉回復とは何か」というたった一つの命題の解明に、あるときは納得していても、時を経て疑念を持つといった二転、三転を繰り返したからである。そのために、同じような命題で内容の異なる論議を性懲りもなく書いている。恥曝しを承知で、これらすべての命題を次にあげておく。

「ハンセン病資料館のあり方を考える」
『多磨』二〇〇四年七、八、九月号
「国立ハンセン病資料館のこれから」
『多磨』二〇一〇年七、八、九、一〇、一一、一二月号、二〇一一年一、二、三、四、五、六、七、八、九、一〇月号
「ハンセン病をめぐる偏見と差別」
『国立ハンセン病資料館研究紀要』第一号、二〇一〇年

「「国立ハンセン病資料館」の設置目的である名誉回復について」
『国立ハンセン病資料館研究紀要』第二号、二〇一一年
「国立ハンセン病資料館への期待」
『多磨』二〇一一年一一、一二月号、二〇一二年一、二、三、四、五、六、七、八、九、一〇、一一、一二月号、二〇一三年一、二、三、四、五、六、七、八、九、一〇、一一、一二月号、二〇一四年一、二、三、四、五、六、七、八、九、一〇、一一、一二月号、二〇一五年一、二、三、四、五、六、七、八月号
「重監房（特別病室）について」
『国立ハンセン病資料館紀要』第四号、二〇一三年
「重監房（特別病室）について　補訂」
『国立ハンセン病資料館研究紀要』第五号、二〇一五年
「ハンセン病資料覚え書き」
『多磨』二〇一五年九、一〇、一一、一二月号、二〇一六年一、二、三、四、五、六、七、八、九、一〇、一一、一二月号、二〇一七年一、二、三、四、五、六、七、八月号

付録

一　日本の癩（らい）対策についての史実を
　　資料館常設展示のいくつかに重ねる
二　墓守であれ

一　日本の癩（らい）対策についての史実を資料館常設展示のいくつかに重ねる

　ここでは、日本の不治の時代の癩対策における、どこかの一つの場面について簡単に解説してみる。これを読まれるときに、患者の姿や思いを「よそ事」のように考えず、「もし自分だったら――」と「わが身」に置き換えてほしい。自分が癩を患うことはあり得ないという読み方では、「かわいそう」「気の毒に……」で終わってしまう。それよりもそれでわかったつもりになるのはなお問題である。

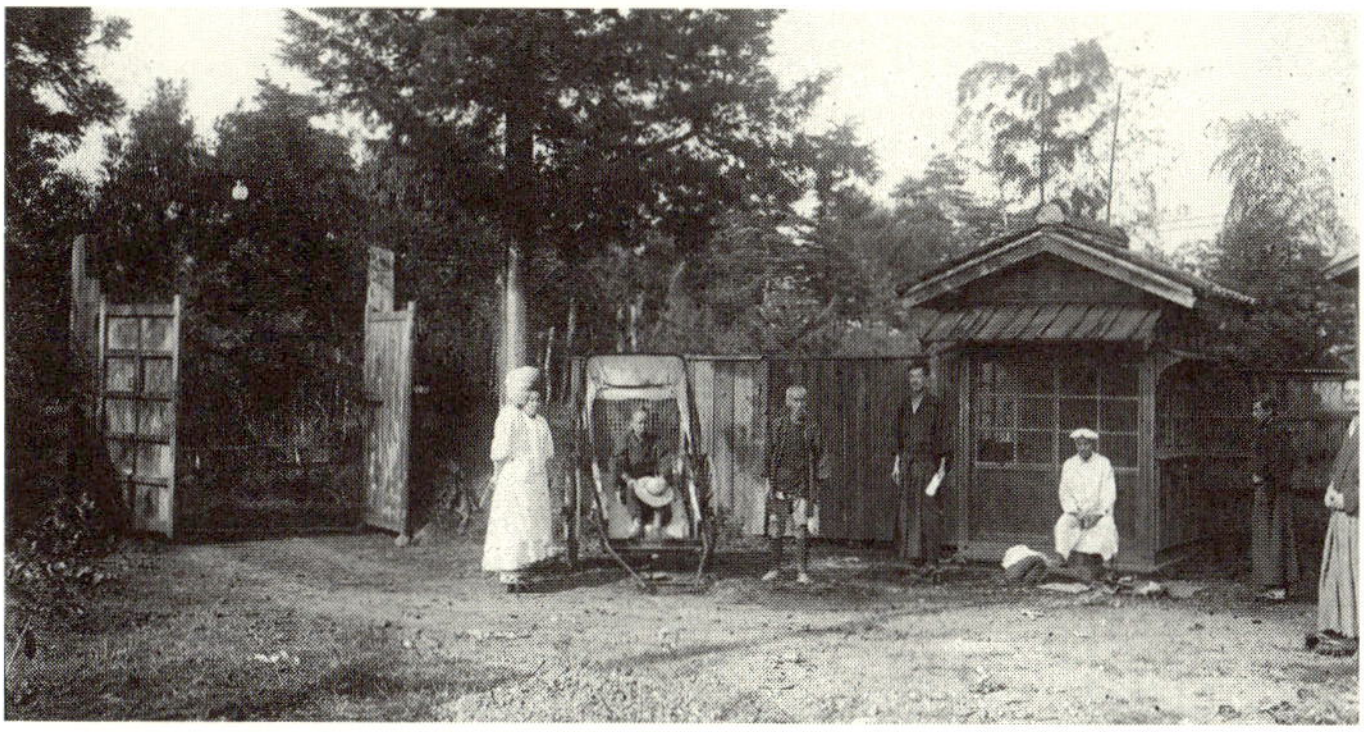

全生病院開院当初の入院患者

椅子、背もたれ、幌を取り付けて荷車を改装した人力車に、乗せられている初老の男子は、病状は軽度で在宅していたと思われるが、独居者だったのか。車を囲む人々はいずれも院内関係者。中央の車夫の意識的なポーズに比べて、車上の患者の目を閉じた固い無表情、揃えた足、膝の上の帽子に添えた手の固さが際立つ。開院当初のこの時期すでに、ここは〈病む人の救護の場〉ではなく、〈残された人生との訣別の場〉と知れ渡っていたのだろうか。ここはわが病を癒す場と思えば、眼差しを四方に向けるのが人情だろうに。

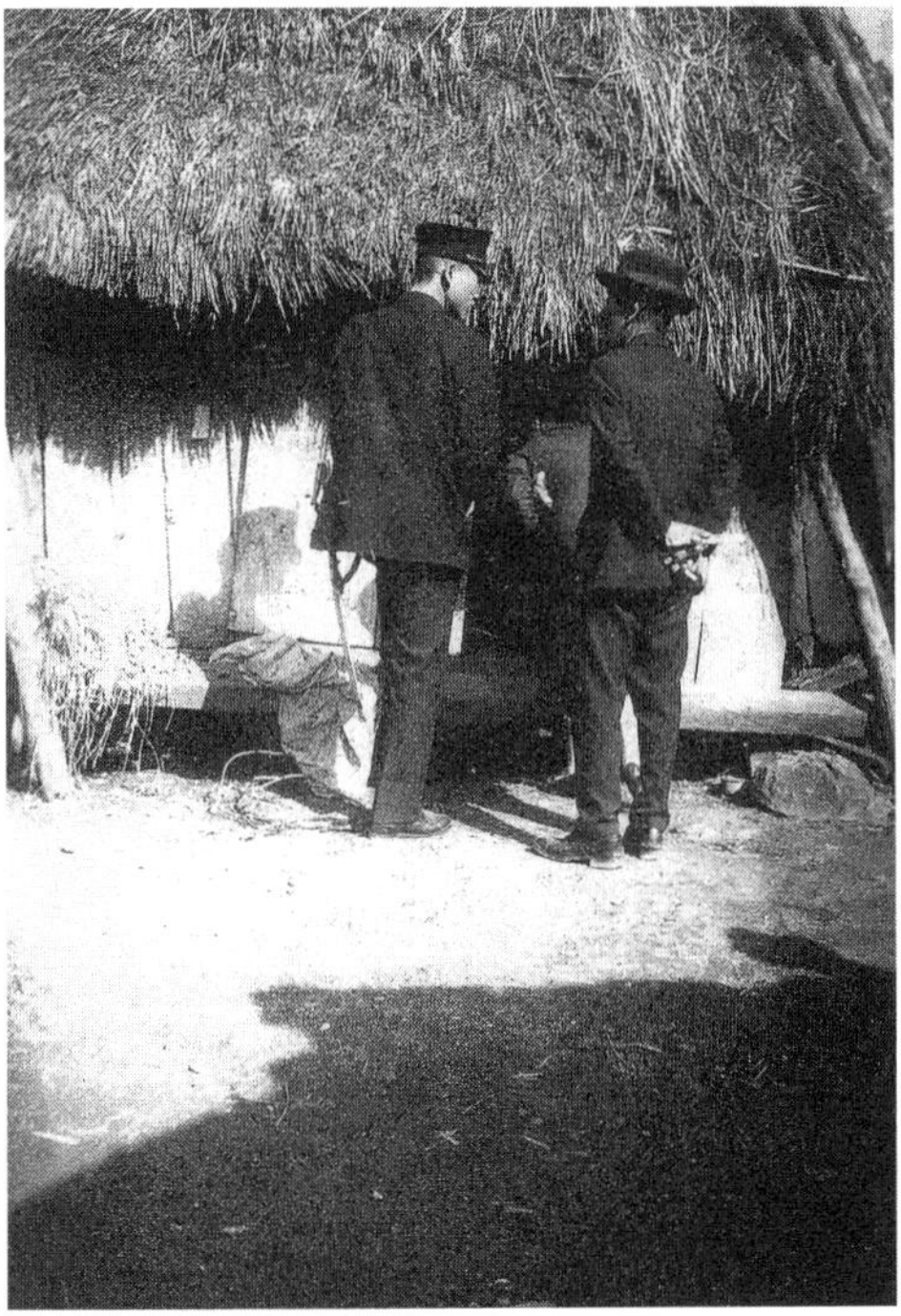

守るということ

まもるの「マ」は目の意であり、守るとは目を離さないでみることだが、家族の誰かが癩と診断されたときに別れ（隔離）を拒むなら、患者を屋敷のどこかに隠し通すよりなかった。血筋の病と思い込んだ世間は、患者もろとも家族までを疎外するからである。しかし患者の存在が世間に知れると、しばしば密告などの卑劣な手段で警察に通報され、厳しい捜索を受けることになり、強制隔離される。

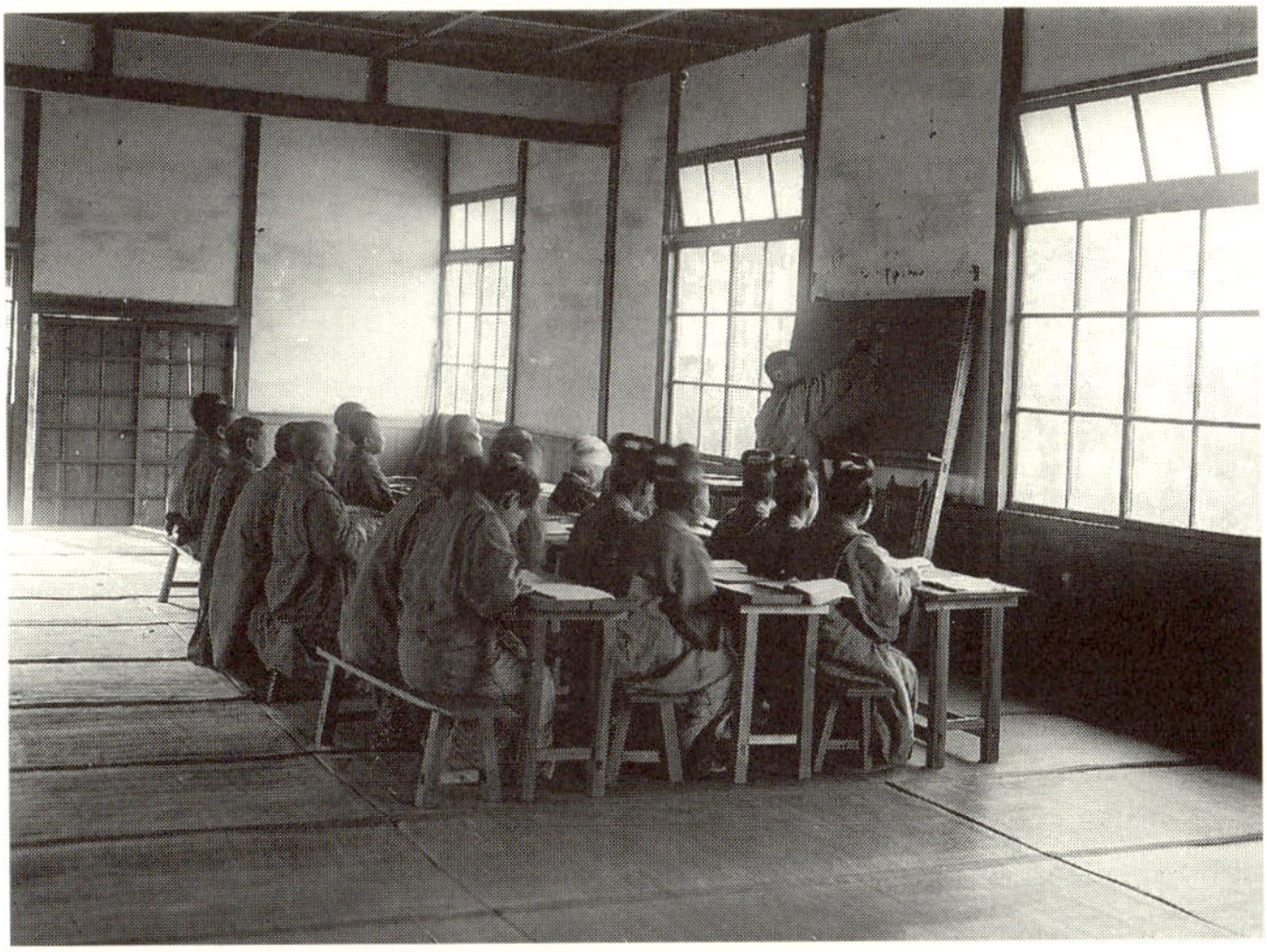

学び

学校教育を受けられなかった子どもたちは、小学校の教員資格を持つ患者によって、国語、算数、修身が教えられた。幼少期に発病した子どもたちは抵抗力が弱く、多くが成人以前に死亡していたし、学習が社会での自立に役立つわけでもなかったが、この子どもたちは読み書きを熱心に学んだ。離された肉親との絆を保つための手紙の遣り取りは欠かせなかったからである。学びの道はさまざまでもこれほど切実な学びがあるだろうか。

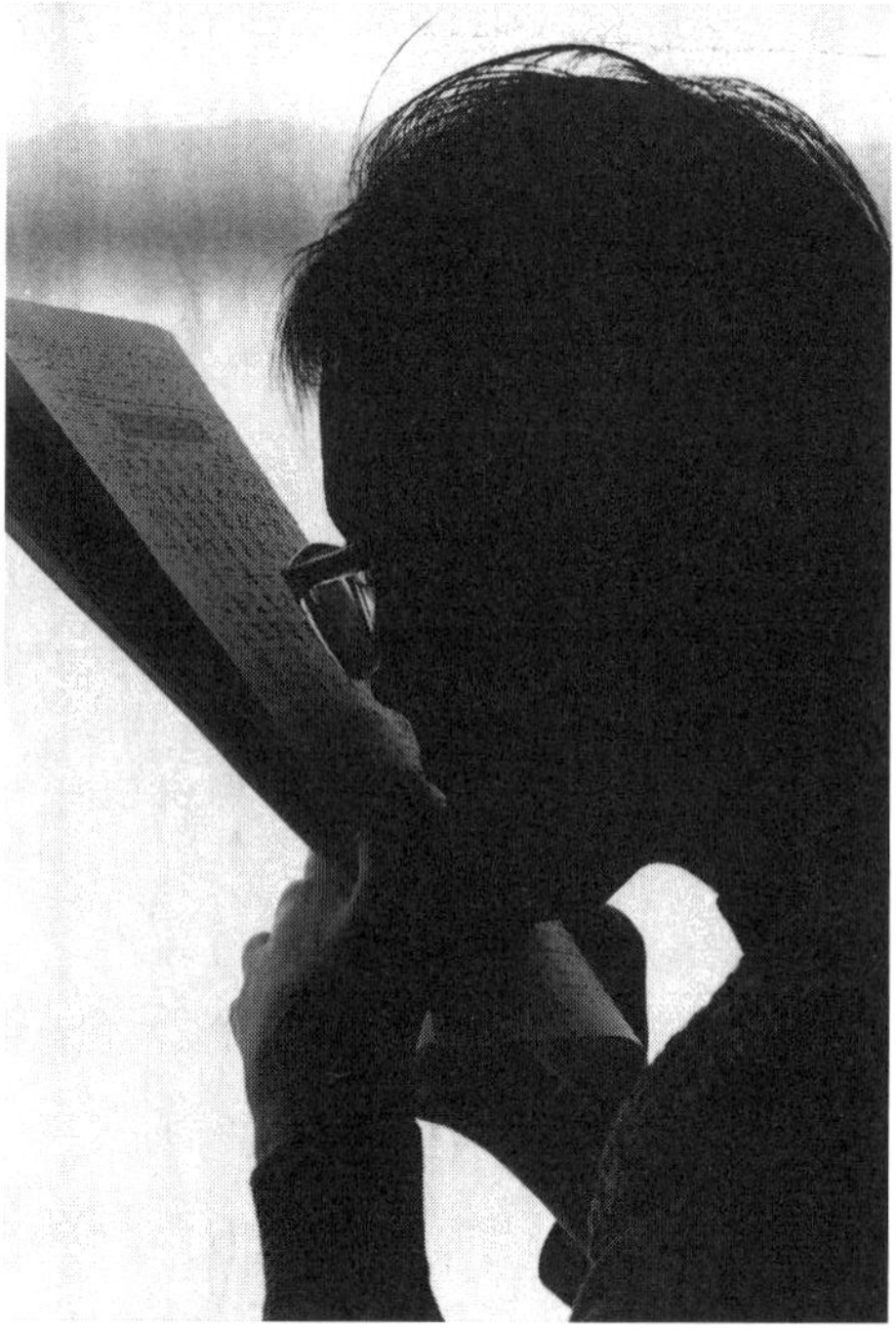

舌で読む

ハンセン病の手の知覚麻痺は、手背から手掌へと侵され、ときには母指球部、手指末節指腹などの小範囲に残存することもあるが、盲人が知覚麻痺手をもってしては点字が読めない。顔面の知覚麻痺も広範だが、舌には残存することが多く、点字を舌でなぞって読む超人もいた。読みたい、知りたいという人の欲求の大きさと、そのための努力に限りのないことを、この盲人はよく教えている。

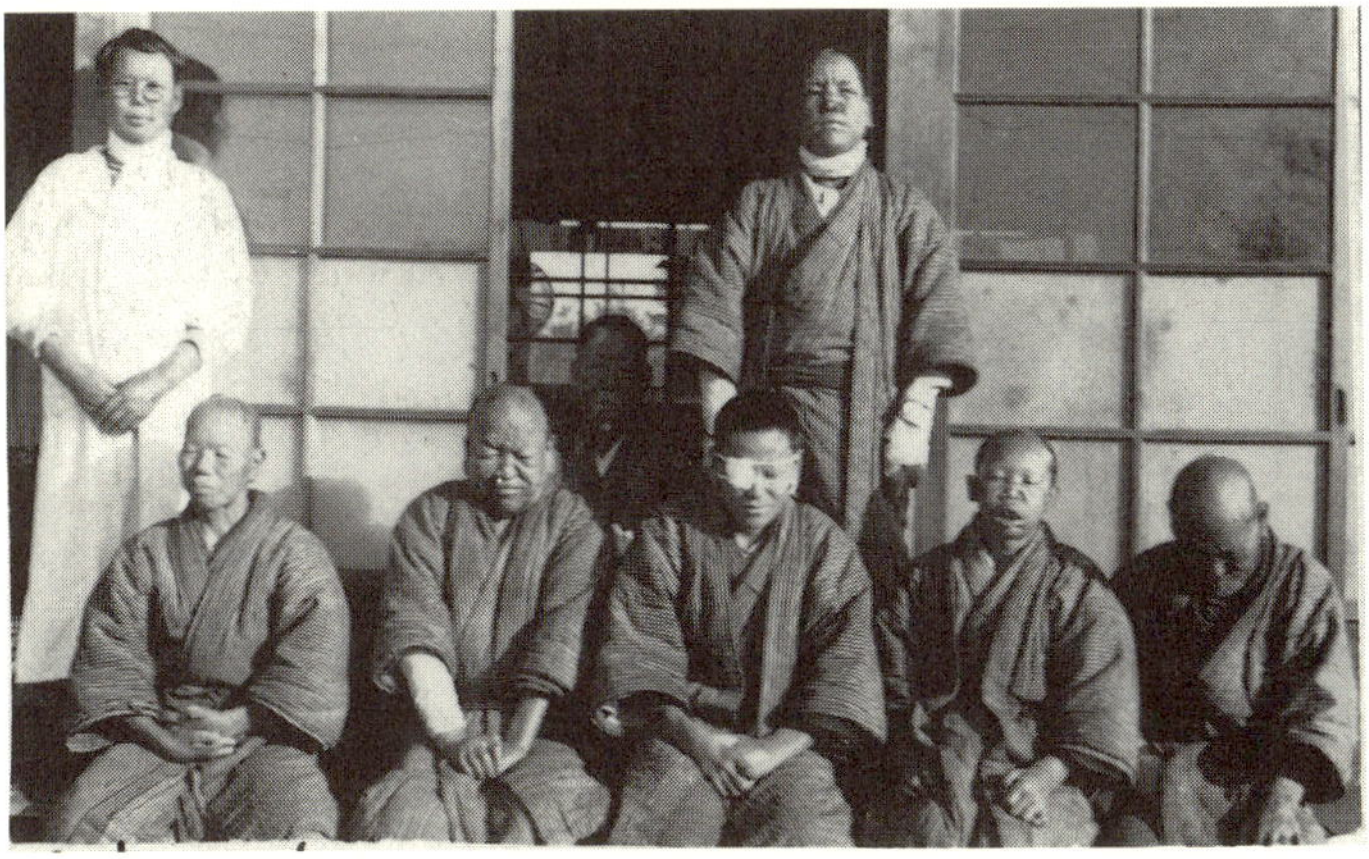

不自由舎付添い（患者作業）

主に盲人で癩の病状が停滞すると、不自由舎（1室12畳半、定員8名）で生活の介助を受けた。付添いには白衣が貸与されているが、廊下に並んだ不自由者（すべて盲人）たちの手を見ても、介助がどれほど苦労かよくわかる。それだけに付添いのなり手が少なくて当然だが、そこを「あんたもいつか盲人になり、不自由舎や病室に入って、他人のお世話になるのだから、元気なうちに協力してくれ」と誘われたという。癩患者の救護所でも治療所でもなく、収容所でしかなかった実状がまざまざしい。

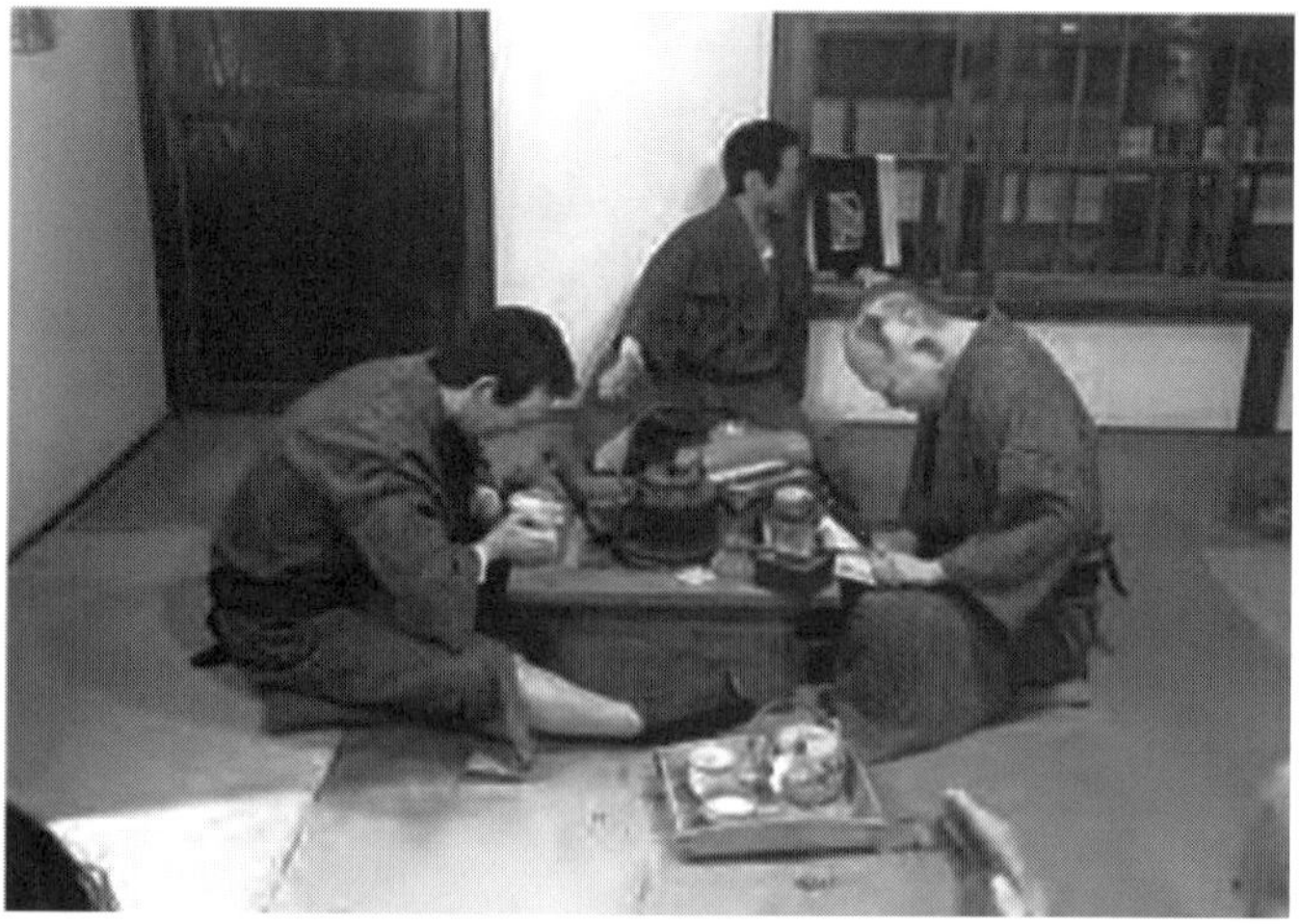

夕餉を待つひととき

一日の作業を終えて、夕食までの時間を過ごす男子独身寮の1室（12畳半、定員8名）の風景。将棋を指すもの、飼い鳥と戯れるもの、足の包帯を巻き直すもの、読み物に夢中なもの、一人のんびり茶を啜《すす》るもの、医局に出す定時処方書き（金板）に忙しいもの、これらの周りの動きなどは目に入らないかのように、窓際にもたれてじっと眼を外に向けている一人がいる。その目の先に「おとうちゃん」と駆け寄る子どもの姿があるのだろうか。。

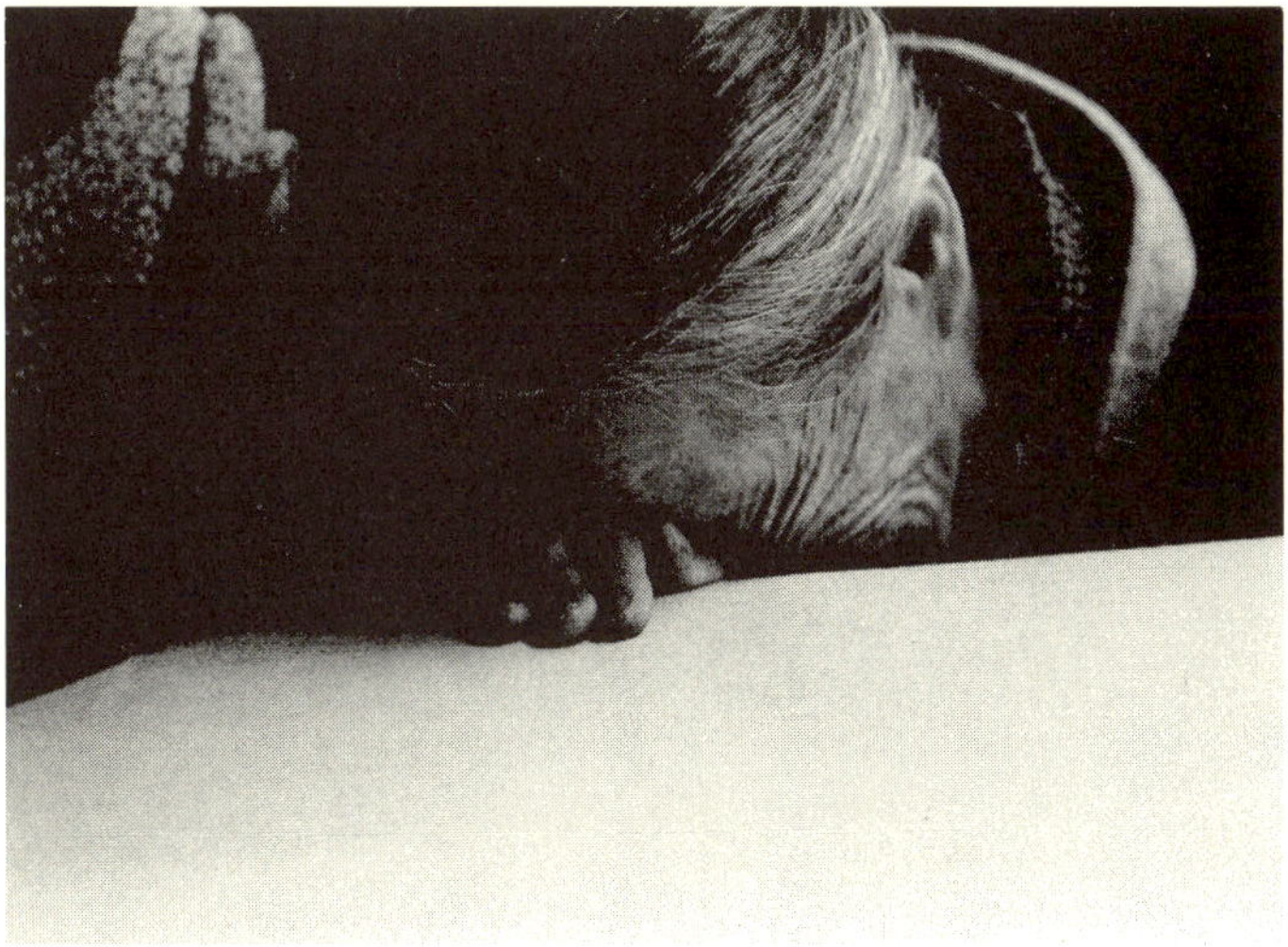

夫の死を悲しむ

棺に両手をしがみつくように掛け、面を伏せて泣くこの老いた女性は八十路を超えているか。この人が社会にあれば、孫も曽孫もいたかもしれない。そのような家族に囲まれて、取り乱すまいとするのが、残された家族の最年長者としての心がけでもあろう。日本の癩対策が最善の予防法として、子孫を絶つように強制した結果が、この悲嘆にくれる年老いた女性の姿から、いかに酷《むご》いものだったかが見て取れる。

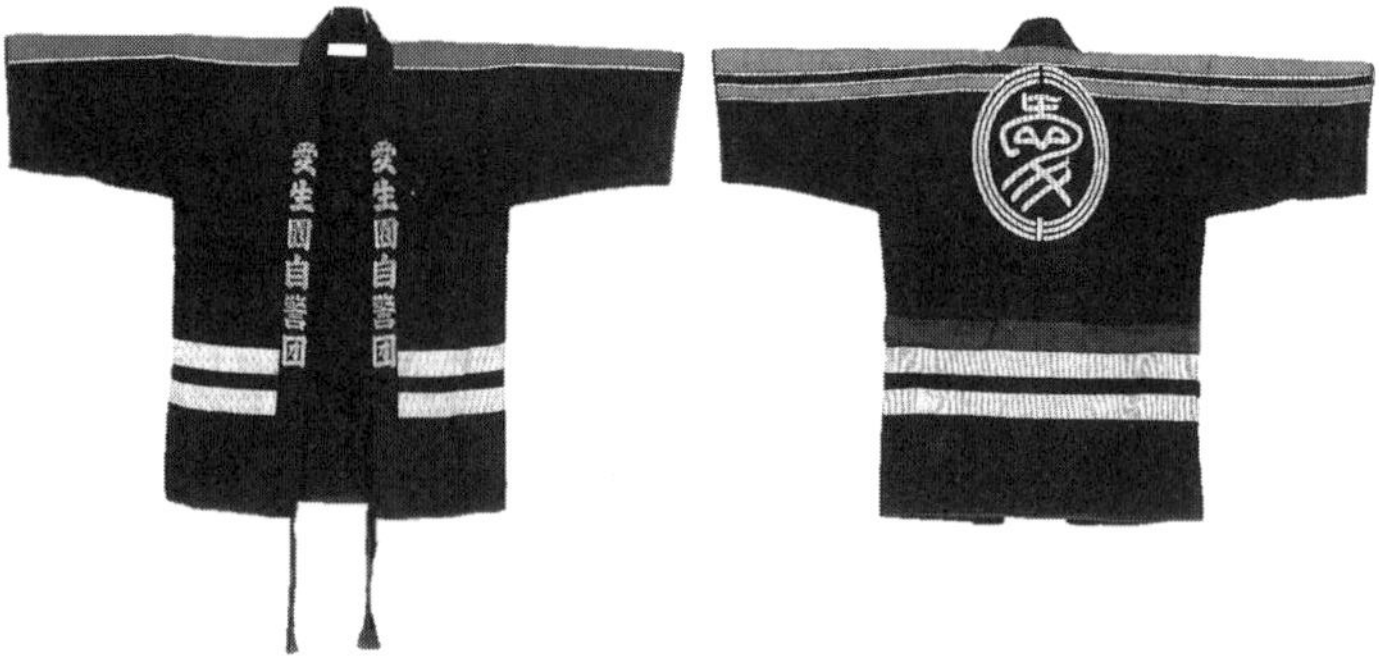

自警団の消防衣

（国立ハンセン病資料館2010年度春季特別企画展「着物にみる療養所のくらし」より）

各療養所によって事情は異なるだろうが、1980年代まで、公営の消防車の出動は期待できなかったのではないか。離島、僻地ということもあったろうが、何よりも「癩（らい）療養所」そのものの忌避感や入所患者への畏怖が出動の大きな妨げになっていただろう。徹底していた「恐ろしい伝染病」観もためらいの中にあったかもしれない。火を見て、職員は逃げ出し、患者が消しに走る。療養所、病院という組織の中で考えられることだろうか。

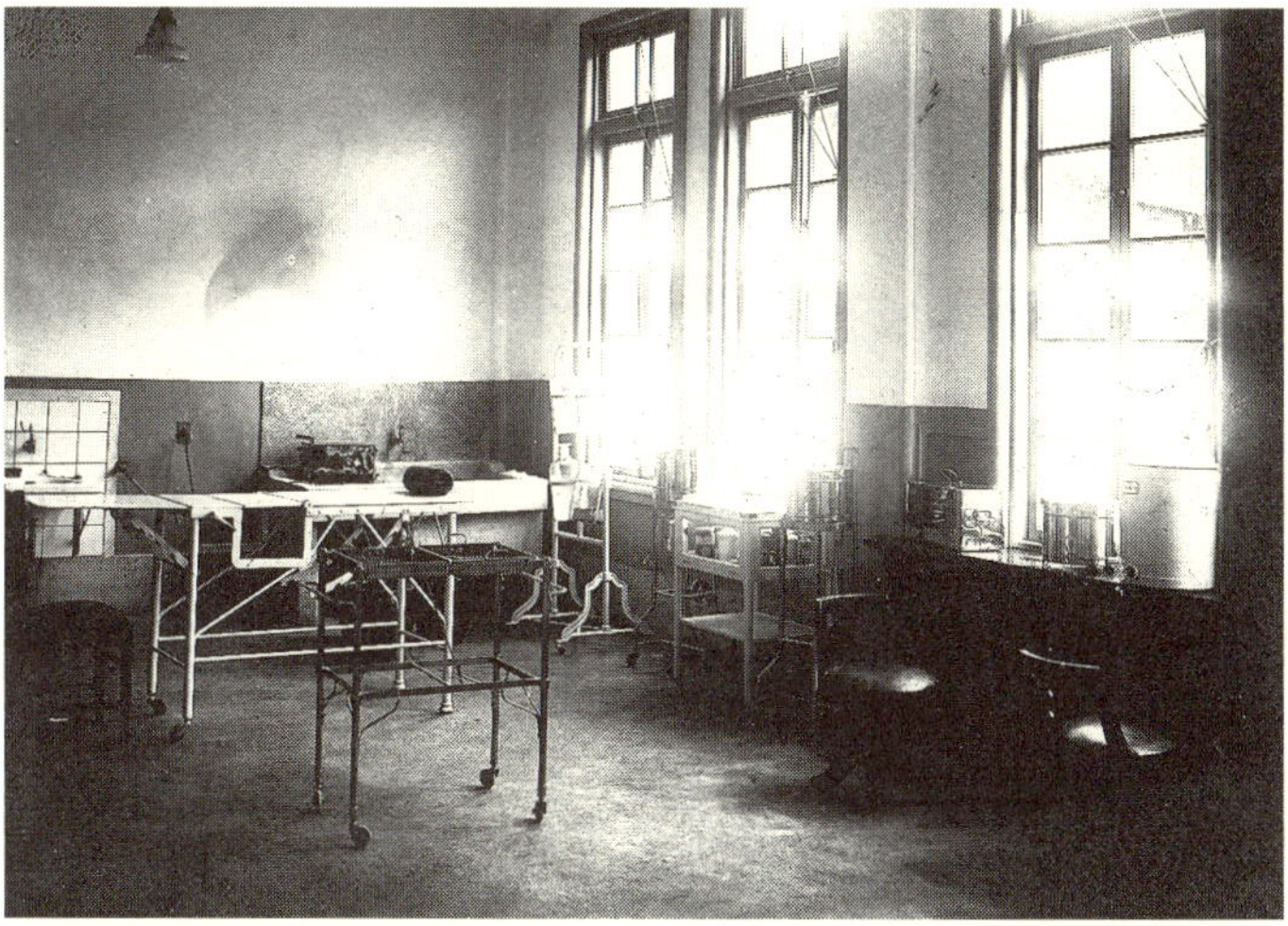

断種手術（精管切除術）**のための手術台**

手術台というような代物ではない。ちょっとした簡単な手術とはわかっているし、手術中に不測の緊急事態を起こすことも、まず考えられない。ものものしい手術台では患者の恐怖心を煽るといわれれば、それももっとものように思える。しかし日本民族の血統浄化のための手術といわれると、その手術目的そのものが全く無用だっただけに、人の命を奪う手術台ということになり、すべてが何と粗末なことかと改めて思う。ただ消されるはずの、もしくは消されたはずの命の芽を摘んだ手術台として、よそ事のようには見てほしくない。それでもこの手術を免れて、この世に生を受けた児を、私たちは授かりものとして育てられたろうか。重ねていう、育てられたか——。分娩直後に病母から離せば感染は絶無だが——。

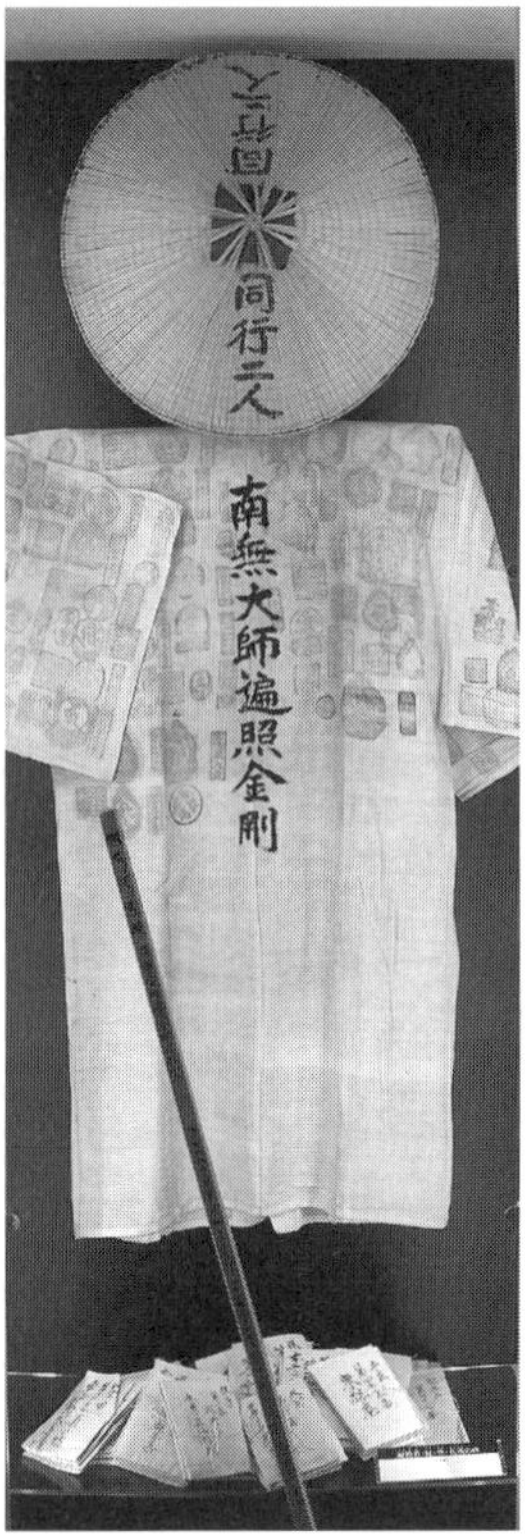

さきにハンセン病資料館での展示を前にして、「よそ事」にはしてほしくないと願った。この遍路着をまとって歩む人の思いをである。いつか癒されると信じて歩き、いかに進もうといずれは病み疲れて倒れ、看取る人もなく息の絶えるとき、苦しみでも悲しみでも嘆きでもなく、光と安らぎの中にいると信じたい。もしそれが自分なら——。

なお、ここに並べた写真は、主にハンセン病資料館第二展示室のもので、いずれも化学療法以前の症例だから、実際には顔面や手足の醜形の著しい場合もあって当然だが、あまりもの醜さはたとえ故人であっても、それを見られる人の思いを推し量り敢えて供覧していない。

はっきりいつとは憶えていない。一九七〇年あたりだったかも。ある日初老の女性が収容されてきた。一般検査では特に異常はなかったから、間もなく特別重不自由者棟に移された。もともとこの入居者は重度の後遺症をもつが、その女性の顔面変形の酷《むご》さは私にとってははじめてだった。一年ほどあとのことか、ある日部屋を訪れると、「これが私」と一枚の写真を見せられた。どこかの軍需工場に動員されていた時のものらしいが、きりっとした顔立ちの二〇代後半の女性のように見えた。戦後に発病したらしいが、母親はそれを直隠《ひた》しに隠し、納屋に毎食を運び時折金盥で湯浴みもさせていた。また毎朝洗面器の水も差入れてくれたという。どうやらこの母親が亡くなって困惑した家族が、彼女の存在を保健所に明かしたようである。

話はこの奇異な隠れた生活ではない。結節が潰瘍化し組織破壊も自然に任せたのだろうが、彼女自身はこの病変の進展をはじめは知っていた。朝、洗面器の中の水面（水鏡）に映る自分の顔を見ていたからである。「悲しかった」「でもいつか、ぼんやりしてきたの（角膜らい腫?）」「そしたら急に何も見えなくなってしまって……。あの時は嬉しかった」「先生、写真をよく見て、それがホントの私なの――」。「なかなかどうして……」もっとましな言い方はないものかと思いながらその場は去った。

後日彼女の世話をしていた病友の女性が、何かの機会に私に話した。「先生、この写真、誰かわかりますか?」黙っていたが、いつか見せられたあの写真だった。「これ○○さんですよ」、「あの人は自分が死んだら、葬式（園葬、施設主催の葬儀）にはこの写真を飾ってですって」。

以来私は、昔の患者の古い酷《むご》い写真を人目に曝すのをやはりためらう。

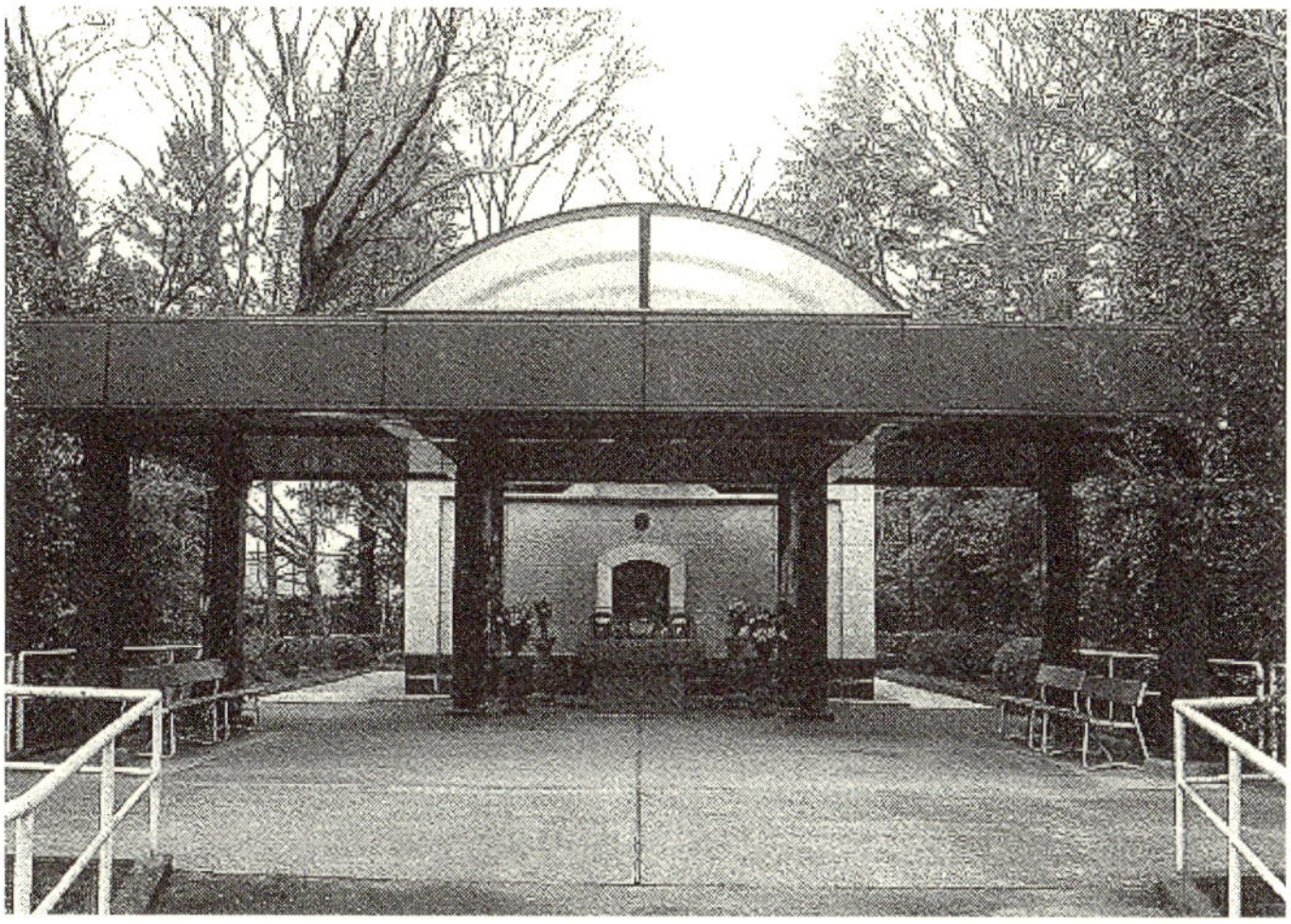

多磨全生園納骨堂

二　墓守であれ

多磨全生園とはもちろん限らないが、全国のハンセン病入所者施設は、どこもが例年歴代物故者の慰霊祭を挙行している。それは物故者の遺骨を納めた納骨堂、つまり墓の墓守ゆえだからである。本文の中で、「名誉回復」の意味について述べたが、それは単に形式的なことではなく、ハンセン病と聞いて特に意識しない、ごく普通にうなずけるように、私たち一人ひとりのすべてがなったときをいう。そうなれば、遺骨がここに埋葬されることはさらさらなく、実家の墓で一族の墓守を受ければよい。

しかしそのときが来ようと来まいと、この納骨堂にはこれまでの、否いまも続くこの病に対する偏見、差別から逃れようと、病とともに自らのすべてを隠し、いずこの何人とも知れぬ遺骨が眠る、日本の癩、らい対策の誤った歴史を伝えるための、最も重大な資料の一つであり、国立ハンセン病資料館が、この納骨堂の永遠の墓守でありたい所以《ゆえん》がここにある。

現在の納骨堂は一九八六年の竣工だが、〈工事に先立ち、堂（引用者註、旧納骨堂）内のお骨が仮安置所（写真）へ移動された。（引用者中略）骨壺は時代を反映、大きな骨董的価値のありそうなものから、戦時中の園内の「茶碗屋」で作った素焼の、粗末の一語に尽きるものや梅干か佃煮を入れ、食卓に置いている蓋物そっくりの青や焦茶のものもあるうえ、没年と氏名を記した紙片をひもで押えただけのものが多く、整理を困難にさせた……〉[1]とあるように終生隔離を基本とした日本の癩、らい対策は、命ある肉体はおろか、苦しみの果てに死の安らぎを得た遺骨までも、人としての尊厳を軽んじてい

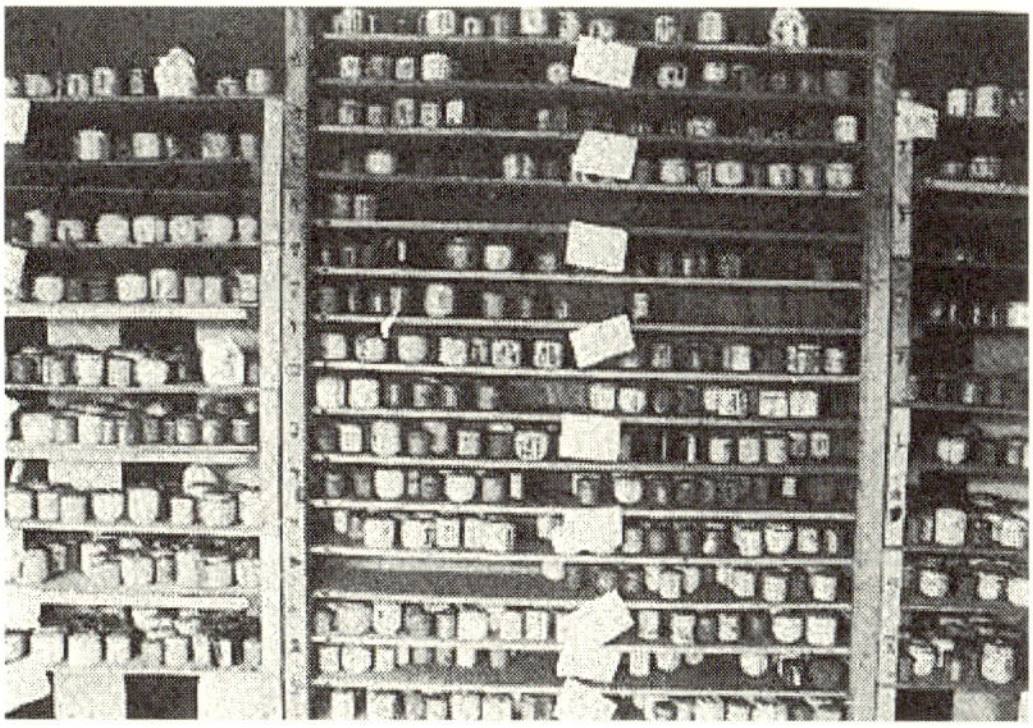

納骨堂仮安置所

1　大竹章〈写真風土記160「納骨堂更新築」〉『多磨』一九八六年四月号。

ることがよくわかる。何がどうあろうと人は人、人骨は人骨、それらしく扱ってもらえなかった人がここに祀られていることを、国立ハンセン病資料館は、単に悲劇の歴史ではなく誤った施策の歴史として適切に伝えなくてはならない。

終わりになったが、このささやかな一冊ではあっても、国立ハンセン病資料館の西浦直子（学芸員）、髙井恵之（図書館司書）、坂井直枝（図書館員）および前田百美（ハンセン病研究センター技官）らの方々から数多のご助力と、さらにまた出版に当たっては明石書店の大江道雅氏にご助言をいただいたことを、改めて深く感謝申し上げる。

◉著者紹介

成田　稔（なりた　みのる）
1927年　札幌生まれ。
1950年　東京大学医学部付属医学専門部卒業。
1951年　東京大学医学部病理学教室研究生。
1955年　国立療養所多磨全生園医務課。
1968年　同園整形外科医長。
1981年　同園副園長。
1985年　同園園長。
1992年　国立多摩研究所所長併任。
1993年　退官。
同年　国立療養所多磨全生園名誉園長。
2007年　国立ハンセン病資料館館長。

世界人権問題叢書 100

日本の癩（らい）対策の誤りと「名誉回復」

――今、改めてハンセン病対策を考える

2017年9月15日　初版第1刷発行

著　者　成田　稔
発行者　石井昭男
発行所　株式会社明石書店
〒101-0021 東京都千代田区外神田6-9-5
電話 03（5818）1171
FAX 03（5818）1174
振替　00100-7-24505
http://www.akashi.co.jp/
装丁　明石書店デザイン室
印刷/製本　モリモト印刷株式会社

（定価はカバーに表示してあります）　ISBN978-4-7503-4569-7